Dr. Franz Decker
Sich selbst HEILEN

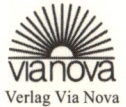

vianova
Verlag Via Nova

Dr. Franz Decker

Sich selbst
HEILEN

Die inneren
Lebenskräfte wecken

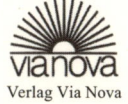

Verlag Via Nova

1. Auflage 2016

Verlag Via Nova, Alte Landstr. 12, 36100 Petersberg

Telefon: (06 61) 6 29 73

Fax: (06 61) 96 79 560

E-Mail: info@verlag-vianova.de

Internet: www.verlag-vianova.de

Umschlaggestaltung: Guter Punkt, München

Satz: Sebastian Carl, Amerang

Druck und Verarbeitung: C.H. Beck, 86720 Nördlingen

ISBN 978-3-86616-369-0

Inhaltsverzeichnis

Einleitung:
Gesundheit beginnt bei uns selbst

„Es gibt den Beweis, dass wir radikal in die
physiologischen Abläufe in unserem Körper
eingreifen können, indem wir unser Denken ändern."

Dr. med. Lissa Rankin, Mind over Medicine,
München 2014

„Gesundheitsbewahrung geht
über Krankheitsbewältigung."

Galenos von Pergamon
(griech. Arzt, etwa 200 v. Chr.)

„Eigentlich ist es ein Berufsgeheimnis, aber ich will
es Ihnen trotzdem verraten. Wir Ärzte tun nichts,
wir unterstützen und ermutigen nur den Arzt
im Inneren des Menschen."

Dr. Albert Schweitzer

Die moderne Zivilisation mit ihren wesentlichen Belastungen
für das Gehirn, den Körper, die Psyche führt zunehmend zu
Gesundheitsstörungen und chronischen Erkrankungen. Viele Krankheiten sind in Entstehung und Verlauf wesentlich
lebensbedingt. Stress, Hektik, Fehlernährung, Bewegungsmangel, Gehirn- und Geistüberlastung, seelisch-emotionale
Veränderungen, innere und soziale Konflikte führen zu einer
eingeschränkten Lebensqualität, zu Gesundheitsstörungen und
letztlich zu Zivilisationskrankheiten.

Es sind nicht mehr primär die Gene, sondern die epigenetischen Strategien, der Lebensstil und die inneren Ordnungskräfte, die der Regulation und der Therapie bedürfen.

Selbstheilen als Weg

Es geht bei den heutigen Zivilisationsbelastungen darum, sein Leben, seine innere Verfasstheit in Ordnung zu halten bzw. zu bringen.

Wie gesund oder wie krank wir sind, wir haben immer die Möglichkeit, unsere Gedanken, Gefühle und unseren Lebensstil selbst zu beeinflussen und diesen zu entwickeln, um so gesund zu bleiben und zu werden. Wir besitzen für die Qualität unserer Gedanken und Gefühle selbst die Verantwortung und können so positive, heilende Impulse entwickeln.

Forschungsergebnisse geben die Hauptverantwortung für Gesundheit und Heilung an jeden Einzelnen von uns. „Gesundheit beginnt bei uns selbst" (D. Church, Die neue Medizin des Bewusstseins, Kirchzarten 2008, S. 91).

Selbstregulation, Selbstfürsorge, Selbstmanagement besitzen deshalb eine zentrale Bedeutung, weil unsere mentale, emotionale und spirituelle Atmosphäre und Kraft individuell durch uns selbst erschaffen bzw. beeinflusst wird. So lässt sich Vitalität und Wohlbefinden stärken bzw. schwächen.

Wir haben selbst die Chance der eigenen inneren Heilung und können so selbst im Kranksein unsere Ressourcen entwickeln, Heilung durch Gesundheitsstärkung ermöglichen, die Lebensordnung und die innere geistig-psychisch-seelische Ordnung regulieren.

Bewusstseinsförderndes Heilen

So kann jeder Mensch heil werden, indem er seine Gesundheit stärkt. „Auch ohne den Zweck leiblicher Heilung kann der Mensch heil werden, je nachdem, wie er mit seiner Krankheit umgeht, je nachdem, wie er sie in sein Leben integriert." (Giovanni Maio, Medizin ohne Maß, Stuttgart 2014, S. 207).

In den letzten Jahrzehnten hat die Forschung ergründet, wie sich positives Bewusstsein auf die Gesundheit auswirkt. „Wir wissen inzwischen, dass Altruismus, Optimismus, Gebet, Meditation, Spiritualität, soziales Eingebundensein und energetische Medizin unsere Gesundheit und Lebensdauer positiv beeinflussen können." (D. Church, Die neue Medizin des Bewusstseins, a.a.O., S. 92).

Das bedeutet: Durch den Wandel im Krankheitsbild von der Außenverursachung und -therapie zur primär epigenetischen inneren Heilung vollzieht sich auch ein Wechsel zu neuen Heilwegen. Andrew Weil bringt es auf den Punkt:

> „Unser Körper verfügt über ein unglaublich leistungsfähiges und mächtiges Selbstheilungssystem. Dieses Selbstheilungssystem ist für unsere allgemeine Gesundheit verantwortlich, es besitzt aber auch ein ungeheures Heilungspotenzial für leichte und schwerste Krankheiten." (Andrew Weil, Spontanheilung, Rottenburg 2014, S. 14).

Das macht für zahlreiche Zivilisationskrankheiten, z.B. für Diabetes, Herz-Kreislauf-Beschwerden, Alzheimer u.a. „ein Umdenken und einen längst fälligen Perspektivwechsel in der

Bewertung von Therapie und Prävention" notwendig. (Michael Nehls, Die Alzheimer-Lüge, München 2014, S. 13).

Der Schwerpunkt der Heilung bzw. Behandlung verschiebt sich daher zunehmend in Richtung Heilung durch Gesundheitsstärkung. Lebensstil- und geistig-mentale, psycho-emotionale und seelische Ordnungstherapie werden wichtiger, erhöhen die innere Widerstandskraft und das Heilwerden. Hier gilt, was der berühmte griechische Arzt Galenos von Pergamon ca. 200 v. Chr. wusste:

> **„Gesundheitsbewahrung geht**
> **über Krankheitsbewältigung."**

Vor allem die präventiven epigenetischen Maßnahmen erhalten so eine große Bedeutung. Neue Zeiten, neue Leiden erfordern neue Antworten.

Das Buch geht diesen neuen Heilungswegen in Ergänzung der medizinischen Therapie nach und untersucht die inneren Gesundheits- und Heilungsfaktoren.

1.
Neue Zeiten, neue Leiden, neue Antworten

Jede Zeit hat ihre spezifischen Trends, Ausprägungen und zivilisatorischen Merkmale und damit auch ihre Vorzüge und Belastungen. Die Zeiten ändern sich und damit auch die Verhältnisse, das Denken, Fühlen und die Beziehungen. Der Lebensstil ist Ausdruck von Aufgaben, die es zu bewältigen gibt, bzw. von Belastungen, die hingenommen werden und sich auf körperliche, geistige, emotionale und seelische Prozesse auswirken. Mit der Industrialisierung und neuerdings der Digitalisierung in unserer Zeit ist vieles anders geworden. Was hat sich geändert? Es ist vor allem der Zeitgeist, der sich äußert in Syndromen, die zu neuen Leiden, zu Zivilisationskrankheiten führen. Unser Zeitalter kann als Gesundheitsrisiko angesehen werden.

1.1 Gesundbleiben und Gesundwerden in neuer Sicht

> „Es gibt den Beweis, dass wir radikal in die physiologischen Abläufe in unserem Körper eingreifen können, indem wir unser Denken ändern."
> **Dr. med. Lissa Rankin, Mind over Medicine, München 2014**

Gesundheit und Krankheit werden zunehmend von den Lebensverhältnissen beeinflusst. Krankheit betrifft nicht nur den

Körper, sondern auch die geistigen, psycho-emotionalen und seelisch-spirituellen Befindlichkeiten.

Prizipien einer neuen präventiven Gesundheitsförderung

Die Volkskrankheiten von heute breiten sich epidemieartig aus. Wir brauchen ein neues Verständnis von Gesundheit und Krankheit, einen Wandel zu mehr Prävention, zu einem gesünderen Leben. Funktionsstörungen des Körpers müssen verhindert bzw. korrigiert werden, bevor Krankheiten entstehen.

Lebensstil und innere Ordnung sind die Basis für die präventive Gesundheitsvorsorge. Diese ist durch unser Denken und Verhalten zu beeinflussen. Selbstregulation und Selbstmanagement erhalten zunehmend Bedeutung. Gesundheit und Krankheit beginnen im Kopf. Mentale Arbeit rückt deshalb in den Mittelpunkt der präventiven Selbstgestaltung. Hilfe zu dieser Selbsthilfe können Gesundheits-Mentoren als Prozessbegleiter und Berater leisten. Ein solcher neuer Gesundheitsberuf kann unterstützend helfen in Fragen des Lebensstils, der inneren Ordnung und vor allem beim Body-Life-Coaching.

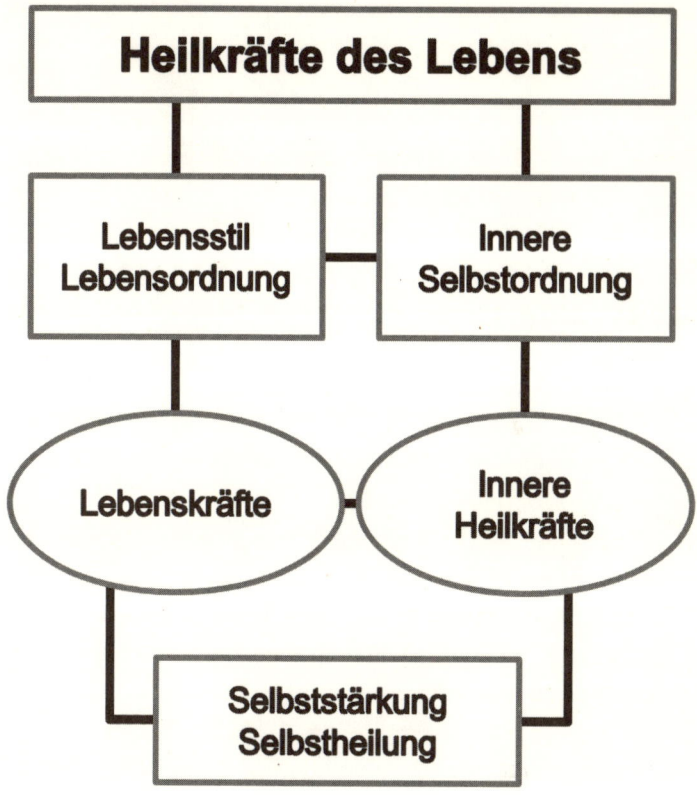

Heilkräfte des Lebens

Lebensstil
Lebensordnung

Innere
Selbstordnung

Lebenskräfte

Innere
Heilkräfte

Selbststärkung
Selbstheilung

Gerade in der modernen Zivilisation stehen diese inneren Heilkräfte beim Menschen unter Druck. Ungelöste Konflikte, Stress, Lebenskrisen, Energieblockaden, Verlust an spiritueller Fundierung und Vernachlässigung von Selbstbewusstsein, Selbstsicherheit und Selbstdisziplin verringern unsere inneren Widerstandskräfte. Viele chronische Krankheiten werden in Entstehung und Verlauf von den gestörten inneren Heilkräften wesentlich beeinflusst. Diese Erkrankungen sind Spiegel unserer inneren „Störungen", unserer Gedanken und Glaubenssätze, der negativen Emotionen. Gesundheit und Heilung kommen also von innen.

Die Heilkräfte des Lebens entwickeln sich aus der Regulierung der gestörten Lebensordnung und aus den Störungen der inneren Geist-, Körper-, Seelenordnung.

Da Körper, Geist und Seele über die Fähigkeit verfügen, sich zu regenerieren, aus der „Unordnung" herauszufinden, geht es darum, die inneren Selbstheilungskräfte freizusetzen und zu nutzen. Das bedeutet so viel wie ganzmachen, in Ordnung bringen, also Balance und Integrität wiederherzustellen. Daraus ergeben sich als Heilkräfte des Lebens:

- Lebenskräfte wie Energien, Entspannung, Energiefeld Körper, Erfüllung u.a.
- Innere Heilkräfte des Geistes wie innere Stärke, Selbstvertrauen, Optimismus, positive Erwartungen und Emotionen, seelisches Gleichgewicht.

Das Konzept der Heilkräfte des Lebens gibt so Antwort auf das veränderte Krankheitsbild und kann wesentlich zur Prävention und Therapie moderner chronischer Erkrankungen beitragen.

Wir werden heute alle älter als früher. Das ist jedoch kein Zeichen einer verbesserten Gesundheit. Es gilt eher das Gegenteil.

Die vielen gesellschaftlichen und technischen Veränderungen wirken sich auf unsere Lebensweise aus. So steigt mit der Lebenserwartung die Krankheitsmöglichkeit.

Laut einer Studie werden wir mit jedem Jahr, das uns durch die höhere Lebenserwartung älter werden lässt, auch zugleich etwa zwei Jahre länger chronisch krank (Vgl. Michael Nehls, Die Alzheimer-Lüge, München 2014, S. 39). Dieser Trend scheint ungebrochen.

Die konsumgesteuerte Fast-Food-Mentalität, meist kombiniert mit einem Mangel an körperlicher Bewegung, Stress, psycho-mentalen und toxischen Belastungen, führt schrittweise in die Zivilisationskrankheiten. Aufgrund unseres Wohlstandes können wir selbst bestimmen, wie wir unser Leben gestalten und was wir täglich zu uns nehmen. Der Zeitgeist ist jedoch oft stärker, die Kraft der Selbstgestaltung zu wenig ausgeprägt, das moderne Leben in der modernen Zivilisation zu dominant.

1.2 Die moderne Zivilisation bedroht Leben und Gesundheit

> „Selten wird erkannt, dass jede Gesellschaft die ihr gemäßen Krankheiten hat – ja, dass jede Zivilisation ihre eigenen Krankheiten erschafft."
> Rene Dubos, 1901-1982, Mikrobiologe und Autor

Unsere Zivilisation entwickelt sich zunehmend in Richtung Zuvielisation und materiellen Wohlstand. Wir werden durch die Vielfalt der Wahlmöglichkeiten, die Überfülle an Aufgaben, an Verlockungen, durch die Informations- und Meinungsfülle, aber auch durch die psycho-emotionalen Belastungen oft überfordert, überstimuliert, von Hektik geplagt. Das Leben fällt uns immer schwerer, zumal wir nur im äußeren Leben zuhause sind.

„Es wird mir alles zu viel – mein Leben ist ein Energiekiller, ein chronischer Stress, zu erregend, überstimulierend, geistig belastend, zu reizüberflutend, zu konfliktbeladen, zu dynamisch, veränderungsorientiert, zu wenig vitalisierend, weil ich schlecht esse, mich zu wenig bewege."

Viele Menschen leiden unter der Zuvielisation, Überstimulierung, dem ungesunden Lebensstil. Körper, Geist, Seele und Leben sind überfordert, erheblich belastet.

Das Zuviel blockiert uns

Mit der ständigen Überstimulierung von Körper und Geist werden Gehirn, Zell- und Nervensystem allmählich lahmgelegt. Es kommt zu neuen Gesundheitsstörungen und Krankheiten.

Körper- und Geist-Systeme werden blockiert durch
- **Reizüberflutung** durch Informationsflut der Medien, Handy, Computer, iPod u.a. Das führt zu Überforderung im Gehirn, zu Blockaden und Verarbeitungsstress.
- **Stress und Sorgen:** Ständige Übererregung führt zu stressbedingten, neuronalen Erkrankungen, zu Depression, bipolaren Störungen.
- **Süchte:** Sucht verdrängt alles andere aus den Lustbahnen. Dadurch können nur noch süchtig machende Substanzen bzw. Verhalten Botschaften an das Lustzentrum schicken. Echte Freude geht verloren.
- **Krankheiten:** Lebens- bzw. zivilisationsbedingte Erkrankungen entstehen, so z.B. Diabetes.

Viele moderne Erkrankungen, wie z.B. Diabetes Typ II, Blut-hochdruck, Herz- und Gefäßkrankheiten, Übergewicht und Adipositas, bestimmte Krebsarten, werden durch die Lebens-führung, die industriellen Verhältnisse mit verursacht. Sie sind also lebensbedingt und bedürfen einer Änderung der Lebens-weise.

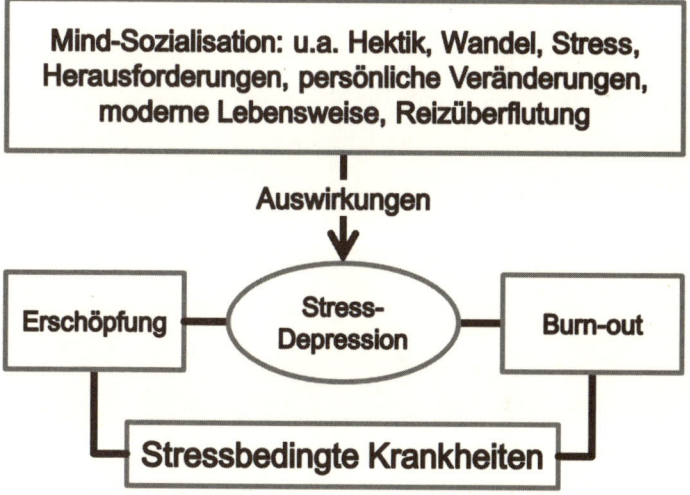

Zeit-Geist-Syndrome

Mind-Sozialisation: u.a. Hektik, Wandel, Stress, Herausforderungen, persönliche Veränderungen, moderne Lebensweise, Reizüberflutung

Auswirkungen

Erschöpfung

Stress-Depression

Burn-out

Stressbedingte Krankheiten

1.3 Psyche und Seele leiden im Alter

Wir leben in einer Zeit seelischer Belastungen. Ängste, Zwei-fel, innere und äußere Konflikte, innere Unsicherheiten, feh-lendes Selbstvertrauen belasten den modernen Menschen. Oft führen diese Belastungen zum Ausbrennen, zur inneren Leere, zum „Seeleninfarkt". Fast alle Probleme lassen sich auf fehlende innere Stärke und auf Stress zurückführen. Das wirkt sich auch zentral auf die Körpergesundheit aus. Mit jeder Krankheit sind emotionale Krisen, Gefühle wie Angst, Ohnmacht, Unsicherheit und Verzweiflung verbunden. Die seelisch-emotionalen Nöte hängen eng mit unserem Lebensstil, mit dem Zeitgeist zusammen. Das Leben macht uns neuronal krank. Man spricht von einer neuen Empfindlichkeit in den Industrienationen.

Die neue Empfindlichkeit in Industrienationen

Melancholie, Depression und Angst bestimmen immer häufiger das öffentliche Klima und subjektive Empfinden des Einzelnen.

1. Psycho-depressive Störungen nehmen zu:
   - tiefgreifende Traurigkeit
   - vitale Lustlosigkeit
   - Schlafstörungen
   - Verlust an Lebensfreude
   - Depression

2. Angst-Erkrankungen an der Spitze der psychischen Erkrankungen:
   - statt klassischer Hysterie (Angst vor Spinnen u.a.) Umwelt-Ängste, (Chemie-Ängste, Atom-Ängste, Gift-Ängste)
   - Zukunftsängste

1.4 Der belastende Lebensstil

Immer mehr Menschen fühlen sich erschöpft, kraft- und energielos, leer und ausgetrocknet. Sie spüren das Leben nicht mehr in sich, funktionieren nur noch. Die Alltagsbelastungen erdrücken uns. Der Lebensstil und die inneren geistig-emotionalen Konflikte rauben uns die Lebenskraft, statt uns Hoffnung, Zuversicht und Vitalität zu geben. Die Zivilisation verbraucht unsere Lebenskraft, aber auch die inneren Kräfte, Vitalität und Gesundheit, werden gestört.

Lebensweise beeinflusst unsere Vitalität und Gesundheit

Fastfood blockiert Abwehrzellen

Pizza und Fertiggerichte bringen Immunsystem aus dem Takt.
Grund: Die zirkulierenden Fette im Blut füttern die Fettzellen im Körper.
Folge: Volle Fettzellen setzen 10-mal mehr Entzündungsstoffe frei als leere Zellen.

Stress wirkt als Immungift

Dauer-Stress und ständige psycho-mentale Belastungen verringern die Körperabwehr, die Zell-Vitalität.

Zucker schwächt weiße Blutkörperchen

Zucker ist pures Gift für die Immunzellen.
Bereits 5 Teelöffel vermindern die Abwehrkraft
der weißen Blutzellen (Leukozyten) um mehr
als 50 Prozent.
Und diese sind ein Schlüsselstoff im Kampf
gegen Viren und Bakterien.

Doch diese belastenden Lebens- und inneren Heilkräfte lassen sich wieder regenerieren. Es gilt, den Lebensstil zu ändern, Belastungen abzubauen, eine Lebens- und Zivilisationshygiene zu pflegen und die Lebenskräfte sowie die inneren Ordnungs- und Heilkräfte freizulegen. Das ist eine Aufgabe der Selbstregulation und des Selbstheilens.

Um gesund und heil zu leben, brauchen wir eine präventive Lebensweise, also Achtsamkeit, Aktivität, Engagement für die Selbstgestaltung, Selbstregulation und mentales Coaching durch ein Vita-Life-Programm. Selbstheilen wird zur zentralen Aufgabe eines jeden.

Eine neue Sicht für Heilung und Selbstheilung

Bei dieser Körper-Geist-Lebensentwicklung spielen zunehmend die Einflüsse der nichtphysischen, der geistig-seelisch-spirituellen Natur eine zentrale Bedeutung. Gesund älter werden hängt wesentlich von den geistig-seelisch-spirituellen Kräften und Programmen ab. Das ahnte schon C.G. Jung, wenn er sagte:

„Ich glaube, dass Heilen auf nichtmateriellem Weg, durch geistige Methoden, eine Zukunft ungeahnter Möglichkeiten hat. Und ich glaube, dass ihr Bereich allmählich über das, was wir heute, zu Recht oder Unrecht, als „funktionell" bezeichnen, hinauswachsen und auch alles Organische umschließen wird. Ich sehe die Morgenröte einer neuen Zeit vor mir aufleuchten, in Gewächsen, als bloße Flickarbeit ansehen wird, voller Entsetzen, dass es überhaupt einmal ein so beschränktes Wissen um Heilmethoden gab. Dann wird kaum noch Raum sein für althergebrachte Arzneimittel! Es liegt mir fern, die moderne Medizin und Chirurgie irgendwie herabzusetzen, ich hege im Gegenteil große Bewunderung für beide. Aber ich habe Blicke tun dürfen in die ungeheuerlichen Energien, die der Persönlichkeit innewohnen, und in solche von außerhalb liegenden Quellen, die unter gewissen Bedingungen durch sie hindurchströmen und die ich nicht anders als göttlich bezeichnen kann."

C.G. Jung sah also die Entwicklung zur Gedankenmedizin voraus. (Vgl. Thomas F. Lüscher, Gedankenmedizin, Heidelberg 2010). Wir brauchen daher auf allen Ebenen eine Neubesinnung, einen Weg zu einer ganzheitlichen Sicht, wie sie schon z.B. bei Plato gefordert wurde:

„Die Heilung eines Teils sollte nicht versucht werden, ohne das Ganze zu behandeln. Versuche nicht, den Körper ohne die Seele zu heilen; und wenn Kopf und Körper gesund sein sollen, musst du damit beginnen, den Geist zu heilen; denn dies ist der größte Irrtum unserer Zeit bei der Behandlung des menschlichen Körpers, dass die Ärzte zuerst die Seele vom Körper trennen."

1.5 Gesundheit und Krankheit als Kontinuum

Gesundheit und Krankheit sind Pole eines gemeinsamen Kontinuums in einem Menschen. Krankheit ist ein Teil eines Menschen, ein anderer ist Gesundheit. Es geht deshalb darum, die gesunden Heilkräfte zu mobilisieren durch Selbstmanagement. Der Betroffene besitzt eine Mitgestaltungsaufgabe.

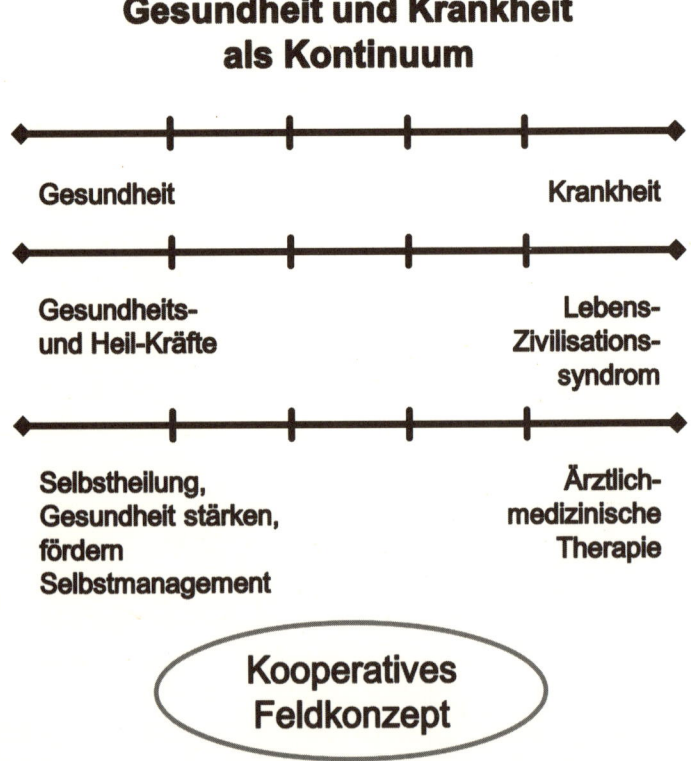

Gesundheit und Krankheit als Kontinuum

Gesundheit — Krankheit

Gesundheits- und Heil-Kräfte — Lebens-Zivilisationssyndrom

Selbstheilung, Gesundheit stärken, fördern Selbstmanagement — Ärztlich-medizinische Therapie

Kooperatives Feldkonzept

Der Erfolg bei der Vermeidung und Bewältigung von Krankheiten hängt wesentlich von dem Miteinander von Ärzten, Therapeuten, Mentoren und der Selbstmanagement-Initiative der Patienten ab.

Wandel im Krankheitsbild

Es sind nicht mehr primär die Gene, sondern die epigenetischen Strategien, der Lebensstil und die inneren Ordnungskräfte, die der Regulation und der Therapie bedürfen. Das bedeutet: Durch den Wandel im Krankheitsbild von der Außenverursachung und –therapie zur primär-epigenetischen inneren Heilung vollzieht sich auch ein Wechsel zu neuen Heilungswegen.

Vor allem die präventiven epigenetischen Maßnahmen erhalten eine große Bedeutung. Es ist vor allem die innere und äußere Lebenswelt, die sich auf die Entstehung und den Verlauf von Krankheiten auswirken.

Innere Umgebung sind die emotionalen, mentalen, energetischen und spirituellen Kräfte des Menschen.

Äußere Umgebung sind Ernährung, Bewegung, soziales Netz, Ökologie.

Einflussfaktoren auf das Gesundbleiben und Gesundwerden

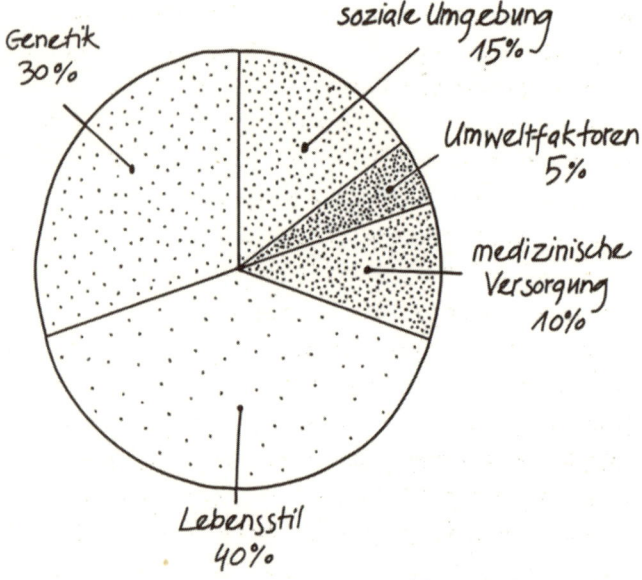

zit. nach Robin Harnig, Der überforderte Patient, München 2014

MindBodyLife-Ansatz

Es genügt daher nicht mehr, allein den Körper zu behandeln. Notwendig ist eine Regulation der Lebens- und Denkweise, des Gefühlslebens, der sozialen Beziehungen und der Spiritualität. Krankheiten sind nicht mehr nur genetisch, sondern auch epigenetisch, also durch Lebens- und Denkweise verursacht und deshalb auch nicht nur traditionell medizinisch, pharmakologisch behandelbar bzw. verwertbar.

Der ganzheitliche MindBodyLife-Ansatz

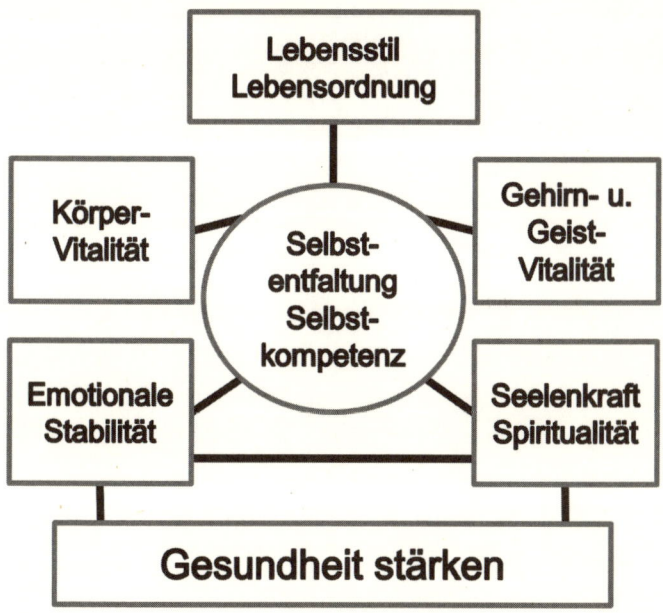

Neben die medizinische Diagnose, Behandlung und Medikamente tritt deshalb eine Lebens-, Denk- und Gefühlstherapie. Lebensstiländerung, Regeneration der geistig-seelischen und emotionalen Kräfte, gehört zunehmend zum Prozess von Gesundbleiben und Gesundwerden.

1.6 Prävention und Selbstmanagement

Der Wandel in den krankheitsverursachenden Lebensbedingungen und im Lebensstil verlangt nach einem neuen Konzept für die Behandlung und das Heilen der chronischen Erkrankungen. Viele moderne Krankheiten sind nur medikamentös nicht heilbar.

Tausende von Studien und Erfahrungen belegen, dass die inneren Kräfte des Geistes, der Psyche und der Seele einen größeren Einfluss auf die Ursache und den Verlauf von chronischen Krankheiten haben. Wir brauchen eine heilende Verbindung von Geist und Körper, Psyche und Emotionen sowie seelisch-spirituelle Heilkräfte, um gesund zu bleiben und zu werden. Diese „immateriellen Kräfte" brauchen eine präventive und regenerative Behandlung, denn diese Kräfte greifen in die physiologischen Abläufe in unserem Körper ein.

Gesundheitsförderung als die innere und äußere Lebensordnungstherapie braucht Maßnahmen, mit denen sie Einfluss auf die Stabilisierung und den Reparaturmechanismus des Körpers nehmen. So kann ein Ausgleich von Zivilisationsbelastungen erfolgen.

Mit den modernen Zivilisationserkrankungen verschieben sich deren Ursachen und Verlauf. Neben das Körperliche tritt immer mehr das Geistig-Psycho-Emotionale. Gesundheit und Krankheit werden nicht mehr ausschließlich durch die Gene bzw. physiologisch bestimmt.

„Wir wissen mittlerweile, dass zahlreiche andere Faktoren bestimmen, welche Gene exprimiert werden. Einige davon sind
körperlich, wie Ernährung, Sport und Bewegung sowie Lebensweise. Andere sind „immateriell", etwa Überzeugungen, Einstellungen, Spiritualität und Gedanken." (Dawson Church, Die
neue Medizin des Bewusstseins, Kirchzarten 2008, S. 47).

Es sind diese epigenetischen Einflussgrößen, die Gene aus-
bzw. anschalten. Die Gesundheitsstärkung als epigenetische
Therapie erhält einen immer größeren Stellenwert. Prävention wird dann zur Lebens- bzw. Zivilisationshygiene, als ein
Schutz vor ungesunder Lebensweise, wird immer mehr zur
Psycho- und Geist-Hygiene. Gute Gesundheit zu fördern bedeutet Prävention, um Krankheiten zu vermeiden. Prävention
entwickelt sich zu einer Art Ordnungstherapie. Es kommt also
nicht mehr so sehr auf die Risikofaktoren an. Wir unterstützen
so unser Selbstheilungssystem.

Wir stehen also vor einem Wandel in Prävention und Therapie, einem Paradigmentwechsel. Das lässt sich u.a. durch folgende Entwicklungen charakterisieren:

- Von der Genetik zur Epigenetik
- Von der Pathogenese zur Salutogenese
- Von der klassischen Therapie zur Selbsttherapie
- Von der medizinisch-pharmakologischen Behandlung zur
  Lebensordnungs-Therapie
- Alles beginnt im Kopf.

Von der Genetik zur Epigenetik

Lange Zeit glaubte man, dass die Gene alles bestimmen, sowohl die Körpermerkmale, unser Verhalten und letztlich unsere Gesundheit. Das Dogma des genetischen Determinismus wurde widerlegt. Unsere Gene tragen zwar zu unseren persönlichen Merkmalen bei. Sie tragen nur „ungefähr 35 % zu unserer Lebenserwartung bei, wohingegen Lebensführung, Ernährung und andere Umweltfaktoren, darunter Unterstützungssysteme, die Hauptursache darstellen, warum Menschen länger leben." (D. Church, Die neue Medizin des Bewusstseins, S. 19)

Neue Forschungsergebnisse zeigen, dass die Epigenetik, mit ihren Signalen aus dem Umfeld der Zelle aufgrund der Lebensführung, Gedanken und Emotionen, die Gene an- und abschalten kann. Diese innere und äußere Umgebung, z.B. unsere Gedanken und Gefühle, beeinflussen dadurch Gesundheit und Krankheit erheblich. Wir haben es also in der Hand, ob unsere Gesundheit geschädigt wird.

Von der Pathogenese zur Salutogenese

Gesundheit und Wohlbefinden erhalten einen größeren Stellenwert in der Prävention und Therapie. Der Medizinsoziologe Aaron Antonowski prägte in den 1980er Jahren den Begriff Salutogenese als komplementären Begriff zur Pathogenese. Hierbei wird Gesundheit nicht als Zustand, sondern als Prozess verstanden. Antonowski stellte bei KZ-Überlebenden fest, dass bei gesundem Leben die unvorstellbaren Qualen des Lagerlebens besser verkraftet wurden. So entstand die Salutogenese als Konzept der Gesundheit und der Förderung von Widerstandsressourcen, die uns bei der Bewältigung von Stressoren und anderen Belastungen Unterstützung geben. Die Salutogenese stellt also andere Fragen.

Gesundheit stärken – statt Krankheit behandeln

Salutogenese ━━━╋━━━ Pathogenese

• Was stärkt meine Gesundheit, mein Gesundsein? • Was hält mich gesund? • Wie kann ich die Gesundheitsfaktoren besser fördern? • Wie kann ich gesunde Denkmuster und Verhaltensweisen einüben? • Wie kann ich Körper, Geist und Seele pflegen?	• Was sind die Krankheitssymptome? • Was macht mich krank? • Was sind die Risikofaktoren? • Welche Medikamente helfen? • Was kann ich für den Körper tun?

2.
Selbstheilen als neuer Weg

Die Forschung erkennt immer deutlicher: Durch unsere Gedanken, Überzeugungen, Emotionen, durch unsere Lebensänderung „kann ein Heilungsprozess, eine Kette aus physiologischen Abläufen im Körper in Gang gesetzt werden." (Joe Dispenza, Du bist das Placebo, Burgrain 2014, S. 18)

„Heil umfasst immer auch psychische und geistige Aspekte. So kann ein „kranker" Mensch durchaus heil sein, während ein „gesunder" Mensch durchaus nicht heil sein kann". (Willigis Jäger, die schönsten Texte, Freiburg 2010, S. 69). Heilung bedeutet, den Sinn des eigenen Lebens begriffen zu haben und entsprechend zu leben. Das eigene Leben kann auch dann sinnvoll sein, wenn die äußeren Umstände widrig sind.

Wir alle formen unsere Gedanken, Gefühle, unsere Spiritualität und Lebensweise selber. Das hat Einfluss auf die Prozesse von Lebensqualität, Gesundwerden und Gesundbleiben. Diese Fähigkeiten und Überzeugungen können wir nutzen, „uns einen neuen Körper und ein neues Leben zu erschaffen." (Joe Dispenza, a.a.O., S. 8).

Unsere Körperanatomie verändert sich ständig. Es werden z.B. regelmäßig Nervenverbindungen auf- und abgebaut. Die meisten Gene werden, wie Forschungen belegen, durch Signale aus dem eigenen Umfeld, also durch Lebensweise, Denken, Fühlen und Absichten verändert – sowohl positiv wie negativ. Daraus

folgt: Wir können wesentlich selbstverantwortlich und selbst-
aktiv zum Gesundbleiben und Gesundwerden, zur Heilung beitragen. Das will das folgende Fallbeispiel verdeutlichen.

Fallbeispiel: „Jetzt will ich selbst etwas für mich tun."

Inge O., 53, arbeitet in einem Betrieb im Büro. Der Alltag mit
Beruf, Haushalt und Freizeit ist stressig. Oft kommt sie nicht
mehr zum richtigen Essen. Bewegung fehlt ihr völlig und dann
diese ständige Erreichbarkeit mit Telefon und E-Mail. „Zur
Ruhe komme ich gar nicht."

Bei einer Routineuntersuchung stellt der Arzt Diabetes II
fest. „Jetzt müssen Sie Ihr Leben ändern."

Inge war erschüttert. Jetzt muss ich zu meinem Lebensstress
auch noch mit einer Krankheit leben, die mir zusätzlich vieles
abverlangt. Neben der ärztlichen Behandlung wollte Inge aber
auch selbst etwas tun. Selbstmanagement, Selfcare waren ihr
wichtig. Sie stellt sich Fragen: „Was kann ich selbst für mich
tun, um wieder gesund zu werden oder mit der Krankheit gut
leben zu können?"

Sowohl die Wissenschaft wie zunehmend auch Patienten stellen sich die Fragen: „Wie können wir die Selbstheilungskräfte
aktivieren? Wie können wir durch einen vitalen Lebensstil,
durch bewusste Vorstellungen, durch Emotionen, durch Spiritualität die Heilkräfte stärken und so länger gesund und glücklich bleiben?"

Der Weg heißt: Gesundheit stärken – Heilung ermöglichen.

> „Heilung bedeutet, die Ordnung und Harmonie
> des ganzen Menschen wieder herzustellen."
>
> **Willigis Jäger, a.a.O., S. 70**

2.1 Selbstheilen, Selbsttherapie

Wie gesund oder wie krank wir sind, wir haben immer die Möglichkeit, unsere Gedanken, Gefühle und unseren Lebensstil zu beeinflussen und diese zu entwickeln. Wir tragen für die Qualität der Gedanken und Gefühle selbst die Verantwortung und können so positive, heilende Impulse entwickeln. Forschungsergebnisse übertragen die Hauptverantwortung für Gesundheit und Heilung an jeden Einzelnen von uns. „Gesundheit beginnt bei uns selbst." (D. Church, a.a.O., S. 91) Selbstregulation, Selfcare, Selbstmanagement, Selbstheilung erhalten eine zentrale Bedeutung. Unsere mentale, emotionale und spirituelle Atmosphäre wird individuell durch uns selbst erschaffen bzw. beeinflusst. Somit lassen sich Vitalität und Wohlbefinden stärken bzw. schwächen.

Selbstheilung aus eigener Kraft

Selbstheilung basiert auf alten Weiheiten aus der Vorzeit der naturwissenschaftlichen Medizin, die jedoch heute nachweisbar ist.

> „Unsinnig ist es, von den Göttern etwas zu erbitten,
> was man aus eigener Kraft zu leisten vermag."
>
> **Epikur (341 – 271 v. Chr.)**

„Es gibt keine Krankheit des Körpers außerhalb des Geistes."

Sokrates

Die amerikanische Ärztin Lissa Rankin führt uns mit neuen Erkenntnissen und Forschungsergebnissen zu den Quellen des alten Wissens zurück und zeigt uns,

„dass wir über die Kraft verfügen, uns selbst zu heilen".

in: Mind over Medicine, München 2014, S. 11

Daraus folgt: Wir können unsere natürlichen Bedürfnisse, unsere Lebens- und Persönlichkeitsordnung nicht ohne Konsequenzen ignorieren bzw. schädigen, ansonsten wird die Bedrohung durch die Zivilisationserkrankungen verstärkt. Ziel ist es deshalb, schrittweise Änderungen unseres Lebensstils und der geistig-seelischen, psycho-emotionalen „Unordnung" vorzunehmen. Der Weg heißt: Gesundheit stärken – Heilung ermöglichen. Das gilt besonders für chronische Erkrankungen, die primär vom Lebens- und Selbststil beeinflusst werden. Heilen erfolgt so durch die inneren Selbstheilungskräfte.

Zeitlose Heilung

„Ihr Körper besitzt...die angeborene Fähigkeit, sich an Gesundheit und Wohlbefinden zu erinnern und diese wieder herzustellen.

Sie müssen sich kein neues Gehirn, keinen neuen Körper, keine neue Seele aufbauen; Gehirn, Körper und Seele ist das

Bestreben angeboren, sich ständig zu regenerieren." (Herbert Benson, Heilung durch Glauben, München 1998, S. 340)

Mit Heilung kann zweierlei gemeint sein:
- Körperliches Heilen bedeutet: Ein Knochenbruch heilt, d.h., die Bruchstelle wächst wieder zusammen. Gemeint sind, die physischen Beeinträchtigungen und Beschwerden werden beseitigt, sie heilen.
- Umfassende Bedeutung von Heilen: Heilung bedeutet in diesem Falle „ganz werden", wieder in Ordnung kommen, ein Zurückfinden zur Ganzheit.

Es gibt einen großen Unterschied zwischen den beiden Heilungsbegriffen:
- Physische Beeinträchtigungen können wir überwinden, ohne ganzheitlich gesund zu werden.
- Wir können heil und ganz werden, ohne dass sich an unseren Beschwerden etwas ändert. Heilen ist ein Weg zur Gesundheit.

Werden Geist, Emotionen und Spirit optimal geordnet, die Selbstheilungskräfte mobilisiert, so kann der Selbstreparaturmechanismus des Körpers ans Werk gehen (vgl. L. Rankin, a.a.O., S. 259).

Heilen als Weg zur ganzheitlichen Gesundheit will, dass wir uns entscheiden,
- wirklich wir selbst zu sein
- zu werden, der wir sind
- in Einklang mit unseren inneren Heil- und Lebenskräften zu leben und so unseren Körper darauf auszurichten, dass Genesung oder gar eine Wunderheilung geschieht.

Der Körper ist nicht mehr die Basis der Gesundheit. Er ist vielmehr die physische Manifestation der Summe all dessen,

- was im Leben geschieht bzw. uns widerfährt und
- was an mentalen Prägungen, psycho-emotionalen Befindlichkeiten, seelischem Gleichgewicht und spiritueller Fundierung sich auswirkt.

Herrschen in unserem Leben und in unserem inneren immateriellen System kein Einklang, keine Balance, gerät unser System unter Stress. Dann leidet unser Körper. Wir werden mit der Zeit krank.

2.2 Unterschiedliche Gesundheits- und Heilansätze

Mit dem Wandel im Krankheitsbild und dem Verständnis von Gesundbleiben und –werden entsteht auch die Diskussion um einen zeitgemäßen Heilansatz für Krankheiten.

Für die moderne Medizin „setzt" Gesundheit eine Intervention von außen voraus, während andere Richtungen Gesundheit „als Ergebnis eines Lebens im Einklang mit der Natur betrachten" (Andrew Weil, Spontan Heilung, Rottenburg 2014, S. 16). Hier liegen zwei unterschiedliche Heilansätze vor.

Schon im alten Griechenland gab es diese Unterschiede im Heilansatz. Der Heilgott Asklepios und seine Anhänger glaubten an die Intervention von außen, während sich die Heiler Asklepios' Tochter Hygieias anschlossen und sagten: „Heilung kommt von innen" (A. Weil).

Medizin des Westens: Heilung durch Intervention von außen.

In der westlichen Medizin liegt also das Hauptaugenmerk auf der Identifizierung äußerer Krankheitserscheinungen und der Bekämpfung der Symptome. Die Behandlung ist Ausdruck einer Antimedizin mit Antibiotika, Antidepressiva u.a. „Wir kämpfen Kriege gegen Krebs und Trogen, AIDS und vieles mehr" (A. Weil. Spontan Heilung, S. 13).

In der Medizin Chinas bzw. in der Naturheilkunde wird ein anderer Schwerpunkt gesetzt. Nach der Heilgöttin Hygieias werden Wege und Möglichkeiten zur Erhöhung der inneren Widerstandskräfte, der Selbstheilungskräfte gefördert. Gesundheitsstärkung wird als Ansatz zur Krankheitsregulierung gesehen. Gegenstand dieses Heilansatzes sind die geistig-mentalen, die psycho-emotionalen und seelisch-spirituellen Heilkräfte.

Gerade in der modernen Zivilisation stehen diese inneren Heilkräfte beim Menschen unter Druck. Ungelöste Konflikte, Stress, Energieblockierungen, Verlust an spiritueller Fundierung und Vernachlässigung von Selbstbewusstsein, Selbstvertrauen, Selbstdisziplin verringern unsere inneren Widerstandskräfte. Viele chronische Erkrankungen werden in Entstehung und Verlauf von diesen gestörten inneren Heilkräften wesentlich beeinflusst. Diese Erkrankungen sind Spiegel unserer inneren „Störungen", unserer Gedanken- und Glaubenssätze, den negativen Emotionen. Gesundheit und Heilung kommen also von innen. Wir brauchen eine neue innere Gesundheits- und Ordnungstherapie, die Aktivierung unserer Lebens- und Selbstheilungskräfte.

Da Körper, Geist und Seele über die Fähigkeit verfügen, sich zu regenerieren, aus der „Unordnung" herauszufinden, geht es darum, die inneren Selbstheilungskräfte freizusetzen, um so Balance und Integrität wieder herzustellen.

Dieses innere Heilungssystem gilt es also optimal zu fördern, z.B. durch Änderung des Lebensstils und die Freisetzung von Lebenskräften, von Energie, von Entspannung, Erfüllung u.a. Dabei spielen Bewegung, mentale Stärke, emotionale Balance, Ernährung, Vitamine und das Wohlbefinden eine besondere Rolle. Lebenskräfte, die freigesetzt werden, stärken die Heil- und Widerstandskräfte.

Das Konzept eines inneren Heilungssystems gibt so Antwort auf das veränderte Krankheitsbild, auf die mentalen und psycho-emotionalen Krankheiten und kann wesentlich zur Prävention und Therapie moderner chronischer Erkrankungen beitragen.

2.3 Ein neuer ganzheitlicher Heilansatz

Entsprechend dem Wandel im Krankheitsbild hin zur ganzheitlichen Betrachtung reicht die Behandlung der lokalen Krankheit alleine nicht mehr aus. Es geht vielmehr darum, den ganzen Menschen, seine Gesundheit und Selbstheilungskräfte zu stärken. Es handelt sich also dabei um einen neuen Heilungsweg. Heilung bedeutet dann, das System Mensch wieder in Ordnung zu bringen. Wer gesund wird bzw. bleibt, also geheilt ist, kann durchaus auch noch körperliche Krankheitssymptome aufweisen. Er ist gesund bzw. heil in seinem Geist, seiner Seele, seiner Persönlichkeit. Er akzeptiert auch die körperlichen Krankheitssymptome. Ein solcher Heilungsprozess erfolgt von innen, will die Rückkehr zur ganzheitlichen Ordnung.

Element des neuen Gesundheits- und Heilansatzes: Gemeint sind Lebensordnung, innere Ordnung von Geist, Seele Körper und die innere Selbstordnung als Quelle der inneren Kraft. Zu diesem Heilungs- und Regulations-Ordnungsprozess trägt der Betroffene selbst wesentlich bei. Gesundwerden und Gesundbleiben ist wesentlich selbstheilend. Eine heile Seele und ein ausgeglichener Geist sowie ein gesunder Lebensstil sind Voraussetzung für die anhaltende Wirkung von Heilung.

Diese Selbstheilungskräfte sind stärker, „als wir es uns je erträumt haben." (Lissa Rankin, a.a.O., S. 17). Rankin berichtet als Beleg für eine solche Heilung von innen von folgenden Fällen (S. 17):

Fallbeispiel

Bei einer Frau verschwand ein bösartiger Tumor während der Bestrahlung. Später merkten die Ärzte, dass das Bestrahlungsgerät defekt war und die Frau nicht ein „Fitzelchen" Strahlen abbekommen hat. „Sie hatte es nur geglaubt."

Gedanken, innere Bilder, Überzeugungen, Vorstellungen und positive Gefühle haben eine wichtige Heilwirkung.

„Ändern wir unser Denken, so hat sich gezeigt, kann sich dies tatsächlich darauf auswirken, wie unser Gehirn mit dem übrigen Körper kommuniziert und damit in dessen biochemische Abläufe eingreift." (L. Rankin, a.a.O., S. 65).

Die Mehrzahl der pathologischen Prozesse lässt sich mit solchen Faktoren aus dem Geist der Seele und den Lebensbereichen erklären (epigenetisches System). So werden z.B. durch innere Einstellung, durch Hoffnung, Optimismus, Glaube und Liebe im Gehirn Substanzen ausgeschüttet, die den Körper in seinem physiologischen Zustand beeinflussen und ihn entweder gesund erhalten oder gesund werden lassen.

In Studien hat man nachgewiesen, dass Meditation ähnlich wirkt wie Antidepressiva, denn sie reguliert den Serotonin- und Dopamin-Spiegel in unserem Gehirn und stimuliert das Immunsystem (D. Church, a.a.O., S. 92). Wir brauchen also eine ganzheitliche innere und äußere Ordnungstherapie, eine Lebens-, Gedanken-, Gefühls- und Bewusstseinsregulation als Therapieansatz.

Zusammenfassend lässt sich sagen, wenn wir all diese Entwicklungen und Erkenntnisse über den Lebensstil, die inneren und sozialen Spannungen und ihren Einfluss auf Gesundheit und Krankheit betrachten, dann führt das zu einem neuen Ansatz von Heilung. „Dies stellt das gesamte Bild der Medizin auf den Kopf und infrage." (Jörg Tacke, K. Deutschlander, Quantenmedizin, München 2012, S. 67). „Die Körpermedizin bedarf der Ergänzung durch Lebensstil-Medizin, durch Bewusstseins-Medizin, durch Medizin für die Seele." (vgl. Franz Decker, Medizin für die Seele, Petersberg 2008).

2.4 Ein neues Verständnis von Gesundheit

Wir brauchen heute einen erweiterten Gesundheitsbegriff. Die übliche Definition von Gesundheit beinhaltet nicht,

- ob wir uns emotional wohlfühlen, vital sind,
- ob unsere Partnerschaft uns glücklich macht,
- ob wir Freude haben oder ein soziales Unterstützungssystem uns erfüllt,
- ob Arbeit uns zufrieden macht.

Gesundheit hat eine Vielzahl von Aspekten.

Körpergesundheit
Traditionell unterschied man zwischen Kranken und Gesunden. Krank war man, wenn sich ein Befund ergab: Laborwerte, Röntgenbilder, Anomalien.

Es wurden Medikamente verordnet. Es half bei den meisten Krankheiten. Krankheiten sind heute jedoch nicht primär körperbezogen.

Gesundheit und Lebensstil
Der Einfluss des Lebensstils auf Gesundheit und Krankheit ist heute ganz erheblich. Es ist deshalb notwendig, den Lebensstil zu ändern, z.B., sich besser zu ernähren, sich mehr zu bewegen oder nicht mehr zu rauchen. Die Therapie besteht daher primär in einer Lebensstil-Verbesserung, einer Lebensstil-Therapie, um so ein gutes Leben zu schaffen.

Gesundheit und Mind-Balance
In unserer modernen Zivilisation werden Gehirn und Geist ständig unter Druck gesetzt und in ihrer ursprünglichen Re-

gulations- und Heilkraft gestört. Der Geist besitzt jedoch die Kraft der Selbstheilung. Es gilt, was Lissa Rankin in ihrem Buch „Mind over Medicine" schreibt: Mit geistigen Vorstellungen, inneren Bildern, mit Mentaltraining, mit Überzeugungen, Placebos lassen sich Wohlbefinden, Gesundheit stärken und Krankheiten lindern oder gar heilen. Der Geist kann negative Emotionen und Stress regulieren. Gesundheit beginnt also im Kopf.

Gesundheit und psychisch-emotionale und seelische Ordnung

Es gibt immer häufiger Menschen, die unter Krankheiten leiden, wie Bluthochdruck, Diabetes, Herzinfarkt, Schlaganfall, Krebs u.a. Andere leiden unter Ängsten, Depressionen, bipolaren Störungen. Ihr psycho-emotionales und seelisches Gleichgewicht ist dabei oft gestört. Sie sind überreizt, leiden unter der Unfähigkeit zur Entspannung, sind ausgebrannt. Ihre inneren Selbstkräfte, ihre Resilienz, sind oft verkümmert. Wir brauchen daher eine neue Ordnungstherapie, um das innere Gleichgewicht wieder herzustellen, um so wieder ausgeglichen leben zu können. Notwendig ist ein MindBodyLife-Coaching.

Gesundheit bedeutet sinnvoll leben

Ob ein Mensch gesundheitliche Probleme bekommt oder nicht, hängt auch von seinem gesundheitsbewussten Verhalten ab, von der Kraft der Selbstfürsorge, seiner präventiven Gesundheitsvorsorge. Die dem Körper und Geist zuträglichen Lebensgewohnheiten leisten einen wichtigen Beitrag zur Optimierung unserer Gesundheit. Dafür brauchen wir „innere Stärke", Selbstdisziplin, Selbstkompetenz, Lebens-Selbstgestaltung. Fragen wir uns deshalb: „Haushalte ich mit meinen Kräften oder verausgabe ich mich? Bin ich glücklich in meiner Ehe?

Leide ich in meinem Job? Brauche ich mehr Zeit für mich? Habe ich den Sinn im Leben aus den Augen verloren?" Gesundheit bedeutet also, sinnvoll leben, glücklich sein.

Gesundheit bedeutet lernen, umlernen, verändern

Leben und Gesundheit sind ein Prozess, machen immer wieder Neuorientierung, Veränderungen, Umstellung notwendig. Wir brauchen die Kraft, nicht mehr tragbare, störende Gesundheitszustände zu verändern, zu transformieren. Das gilt für Gedanken, innere Bilder, Emotionen und Verhaltensweisen. MindBodyLife-Coaching bzw. Mentaltraining stellt einen solchen Weg dar.

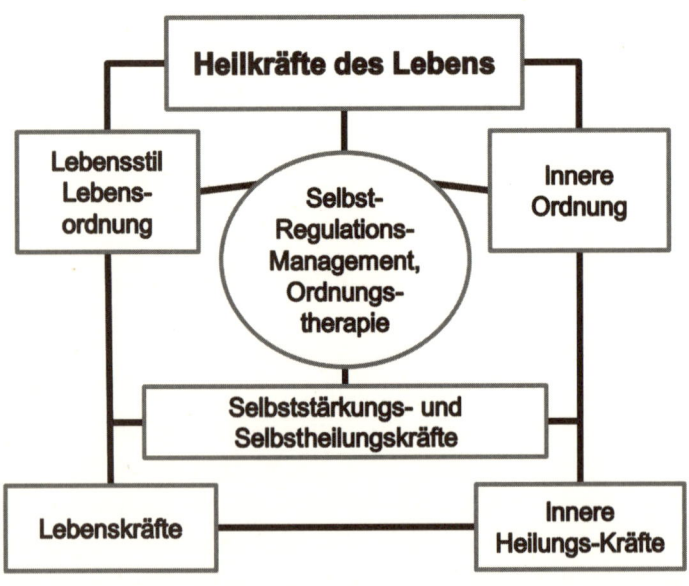

Krankheit als Weg zur Heilung

„Ich behandle, um die Gesundheit
wieder herzustellen, ich versuche nicht,
das Problem zu beheben."

Rollin Becker, Mitbegründer der Osteopathie (1910 – 1996)

In unserer Zivilisation wird in der Krankheit etwas Störendes empfunden. Es hindert uns, das zu tun, was wir wollen. Dieses Nichtfunktionieren kann meist durch Medikamente wieder hergestellt werden. Krankheit ist eine Beeinträchtigung unserer Gesundheit und Lebensqualität.

In früheren Jahrhunderten und anderen Kulturen vertrat man eine andere Auffassung von Krankheit. Krankheit war ein Weg zur Heilung. Nicht die Krankheit ist das Übel, sondern etwas im Menschen, was in Unordnung geraten ist, das ihn unheil macht. Dieses kann aber über den Weg der Krankheit wieder in Ordnung gebracht, wieder verbessert oder geheilt werden. Krankheit zeigt ein inneres Ungleichgewicht, kann wieder ausgeglichen werden.

Ursache der Krankheit ist das, was wir in unserem Innern, in unserer Persönlichkeit nicht gelebt und gelernt, nicht in Ordnung gehalten haben.

Gesundheit und Krankheit sind aus dieser Sicht Ausdruck unserer Persönlichkeit, unseres Lebens- und Seelenlebens.

Krankheit und Persönlichkeit

Krankheit kann uns dazu bringen, unsere Selbstkräfte, z.B. Selbstbewusstsein, Selbstdisziplin, stärker zu entfalten bzw. zu nutzen. Krankheit bedeutet so einen Weg zur Erweiterung, zur Stärkung unseres Selbst, unserer Persönlichkeit. Krankheit kann der Anlass sein, seine Prävention, seine Selbstheilungskräfte stärker zu fördern. Krankheit und Persönlichkeit stehen in engem Zusammenhang.

- Höre ich auf meinen Körper?
- Achte ich auf meinen Geist, meine Gedanken?
- Habe ich meine Emotionen unter Kontrolle?
- Bin ich mir selbst fürsorglich?
- Übernehme ich die Verantwortung für Krankheit und Gesundheit?
- Engagiere ich mich, um die Krankheit zu akzeptieren und selbst zu therapieren?
- Niemand wird Krankheit heilen können, der nicht seine Gesundheit stärkt, der nicht für eine innere und äußere Lebensordnung sorgt, denn Gesundheit ist persönliche Ordnung und Krankheit ist Unordnung

Grundsätze für ein ganzheitliches Gesundheitsverständnis

Zusammenfassend und in Anlehnung an Lissa Rankin lassen sich folgende Grundsätze für ein ganzheitliches Gesundheitsverständnis formulieren:

1. Eine gesunde Körper, Geist und Seele stärkende Lebensweise, eine native Lebensqualität, z.B. durch gesunde Ernährung, Sport, ausreichend Schlaf u.a.
2. Eine gesunde mentale und emotionale Balance und Stabilität, frei von Ängsten, Sorgen, Stimmungsschwankungen und Gehirn- und Geist-Störungen
3. Gesunde Beziehungen, Freundschaften, Unterstützungsnetzwerke
4. Eine gesunde, sinnvolle Tagesordnung, Tagesstruktur, mit Lebens-Balance (Energie-, Spannungs- und Ich-Du-Balance)
5. Gesunde Seelenordnung mit Geborgenheit, Zuversicht und Lebensfreude, mit Besinnung
6. Ein stabiles spirituelles Fundament, z.B. mit Glaube, Hoffnung, Liebe und der Verbundenheit mit einem höheren Selbst
7. Eine gesunde Umwelt frei von Giften, Strahlen und schädlichen Faktoren

Gesundheit als Heilkraft

Wir müssen lernen, unsere Aufmerksamkeit mehr auf das zu richten, was uns guttut, anstatt auf das, was uns belastet. So verändert sich unser Leben. So kann aus Krankheit Gesundheit werden. Es werden Energien, Selbstheilungskräfte freigesetzt, denn die Energie folgt der Aufmerksamkeit („Gesetz der Resonanz"). Wir müssen deshalb unsere Aufmerksamkeit auf die Stärken der Gesundheit richten, auf die Heilkraft der Gedanken, der Gefühle und der Seele.

In Studien hat man nachgewiesen, dass Meditation ähnlich wirkt wie Antidepressiva, denn sie reguliert den Serotonin-

und Dopamin-Spiegel in unserem Gehirn und stimuliert das Immunsystem (D. Church, a.a.O., S. 92).

Bewusste und unbewusste Heilkräfte

Heilen bedeutet hier „ganzwerden", zurückfinden zur Ganzheit, wieder in Ordnung bringen.

Im Umgang mit der Krankheit kann auf der bewussten Ebene Heilung durch gesunde Ernährung, durch Bewegung, also durch den Lebensstil erfolgen. Viel wichtiger sind jedoch die unbewussten Heilkräfte, die durch mentale Regulation gestärkt werden können (Siehe Schaubild).

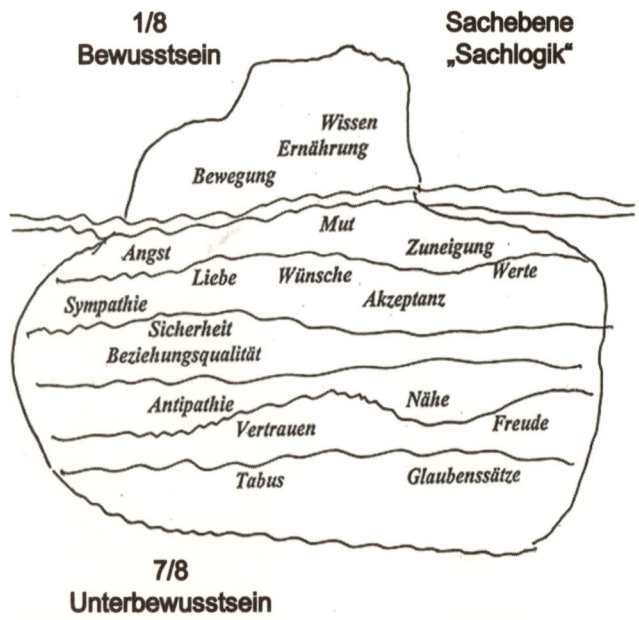

Die Heilkräfte des inneren und äußeren Energiefeldes

Ein Mann wollte nach einem Herzinfarkt sich keine Stents implantieren lassen. Die Koronararterien öffneten sich von ganz alleine, als er seine Ernährung umstellte und begann, regelmäßig Sport zu machen sowie Yoga zu praktizieren, täglich meditierte und an einer Gruppentherapie teilnahm.

Das äußere Energiefeld (Ernährung, Beziehung u.a.) besitzt Heilkräfte, die sich in einer Energetisierung und Vitalisierung äußern. Stärkere Selbstheilungskräfte besitzen jedoch die Quellen innerer Kraft, z.B. die mentale Stärke, die guten Gefühle, der Sinn im Leben und das spirituelle Fundament.

Von der medizinisch-pharmakologischen Behandlung zur Ordnungstherapie

Wenn Krankheit ein Zustand der Unordnung ist, d.h. Körper, Geist, Emotionen, Seele nicht mehr im Einklang miteinander sind, dann bedeutet Gesundheit Ordnung, d.h., alles steht miteinander im Einklang.

Wir brauchen deshalb eine ganzheitliche Ordnungstherapie. Wie bereits die „diaita" der klassischen Medizin geht es in der Ordnungstherapie darum, Ordnung, Balance, Einklang im körperlichen, mentalen, psycho-emotionalen und seelischen Bereich zu schaffen. So lassen sich innere Konflikte, Reizüberflutungen, seelische Verkümmerungen oder Gehirn- und Geist-Überlastungen vermeiden. Hier Ordnung schaffen bedeutet, Regulation, Transformation, mentales Coaching. Negative Gedanken, Gefühle und Körperzustände können so in positive, harmonische umgelernt werden. Der wechselseitige Einfluss von Geist, Psyche, Körper und Verhalten auf die Gesundheit und den Krankheitsverlauf wird optimiert, reguliert und ist gut für die Selbstheilung.

Ordnungstherapie bedeutet: der Versuch, Beziehungs- und Rhythmusstörungen als Ursache für Krankheiten in Ordnung zu bringen. Dabei gilt: Alles beginnt im Kopf.

2.5 Heilen und Behandeln

> „Im individuellen Krankwerden an den
> Zeittendenzen unserer Zivilisation zeigt sich,
> dass die Bedingungen der von uns geschaffenen
> Welt unannehmbar geworden sind für uns und
> unsere Nachkommen, dass wir für diese Welt nicht
> geschaffen sind.“
> **Markus Treichler, Neue Zeiten neue Leiden,**
> **Stuttgart 1998, S. 222**

Harte Worte eines Mediziners. Doch in den Gefahren einer modernen Zivilisation liegt auch die Möglichkeit, Chancen zu sehen und neue Wege zu gehen. Das System unserer natürlichen Lebensordnung ist aus dem Gleichgewicht. Es droht aus den Fugen zu geraten. Das Leben und die Menschen werden nicht mehr in ihrer Ganzheit gesehen.

Die moderne Medizin befindet sich auf einem hohen therapeutischen Qualitätsstandard. Sie hilft unmittelbar, individuell und krankheitsbezogen. Doch sie stößt immer häufiger an Grenzen, behandelt mehr die Symptome, weniger die Ursachen, das Leben.

Deshalb sollte auch die Frage nach den Problemursachen gestellt werden. Es ist zu wenig, den Körper des Menschen isoliert zu behandeln. Neben dem Körper spielen Geist, Seele, Emotionen und die Lebensweise sowie die innere Einstellung und das Verhalten des modernen Menschen eine große Rolle, müssen frühzeitig positiv beeinflusst werden.

Leo Neviodow beschreibt in seinem Buch „Der sechste Kondratieff" (Rhein-Sieg-Verlag 2000) diesen Zusammenhang wie folgt:

„Mit ihrer biologisch-chemischen und technischen Ausrichtung hat sich die moderne Schulmedizin in ein relativ enges Gehäuse begeben, bedingt vor allem durch die Festlegung auf das deterministisch-mechanistische Weltbild der Naturwissenschaften. In deren reduktionistischen Sicht der Wirklichkeit gilt nur die naturwissenschaftlich definierte Kausalität. Als Folge hat sich die Medizin mehr und mehr auf die Erkennung und Behandlung von Krankheiten zurückgezogen."

Deshalb brauchen wir einen neuen, kooperativen Weg, die uralten Kräfte und Einsichten wieder zu entdecken. Von Amerika kommt eine neue „Graswurzel-Revolution", eine von unten kommende Bewegung. Am Anfang stehen die Forschungen von Herbert Benson, der 1988 an der Harvard-Universität das erste Mind-Body-Medical-Institut gründete.

Benson wies zuerst die Verbindung von Stress und Bluthochdruck nach. In einem weiteren Schritt konnte er nachweisen, dass Meditation eine Entspannungsreaktion bewirkt und dass der Sauerstoff-Verbrauch, die Anzahl der Herzschläge und der Atemzüge sowie der Blutdruck sinken. Benson glaubt, dass „bis zu 90 % aller Arztbesuche letztlich wegen stressbedingter Störungen erfolgen." (Vgl. Jakob Bosch, Spirituelles Heilen und Schulmedizin, München 2006, S. 23). Stress – bzw. die entsprechenden Leiden – sind lebensbedingt, hängen mit unserer Denk- und Lebensweise zusammen.

Nach Benson haben in Amerika zahlreiche führende Kliniken inzwischen Mind-Body-Abteilungen gegründet. Auch in Deutschland zeigt sich, dass immer mehr Menschen nicht nur über chemisch-materielle, sondern über geistig-emotionale Aspekte ihrer Krankheit reden und sich „behandeln lassen wollen."

Heilen und Behandeln gehen so eine kooperative bzw. integrative Beziehung ein. Auch in Deutschland wird durch Prof. Dr. Gustav Dobos die Mind-Body-Medizin praktiziert und weiterentwickelt. (Gustav Dobos Anna Paul (Hrsg.) Mind-Body-Medizin, München 2011).

Die Medizin behandelt Krankheiten, d.h., sie wendet äußerliche Mittel an: Medikamente, chirurgische Eingriffe, Strahlenbehandlung oder Physiotherapie. Es geht hier also weniger um die Unterweisung im Umgang mit Stress, Ernährung, Bewegung, um das seelische und soziale Gleichgewicht, um das Denken und Fühlen.

„Heilung ist der Einsatz unserer inneren Kraft und der Möglichkeit unseres Körpers und Geistes, unser eigenes, persönliches Gleichgewicht und unsere Harmonie wieder herzustellen. Dieses Gleichgewicht und die Harmonie führen zu vollkommener Gesundheit und ermöglichen uns im Leben neue Lebenskraft und Freude. (Elliott S. Dacher, Ein Kurs in Selbstheilung, Freiburg 1997, S. 26).

Heilung erfordert Alleinsein, Besinnung, Achtsamkeit, zum Nachdenken über sich selbst, zum Lernen und zu persönlicher Veränderung von Lebensstil, der Lebensordnung und persönlichen Stärke. Damit erfolgt der Aufbau der Selbstheilungskräfte und eines neuen Bewusstseins, dass Gesundheit mehr ist als die Abwesenheit von Krankheit.

Heilen ist also Selbstregulation, z.B. von ungesunden Gefühlen, von Einsamkeit, von belastenden Verhaltensmustern und Lebensführung.

In einer akuten Krise, bei Krankheiten, ernsten Störungen brauchen wir eine Behandlung. Dann ist kaum Zeit für Selbstheilungsansätze. Doch beide Ansätze ergänzen sich gegenseitig. Die Unterschiede zwischen Behandeln und Heilen lassen sich wie folgt darstellen.

Behandlung	Heilung
• Äußere Therapie • In akuten Situationen • Symptomorientiert • Durch Experten **Ziel: Verbesserung bzw. Behebung von Krankheits-Symptomen**	• Selbstregulierung, Selbstheilung • Längerfristiger Prozess der inneren Harmonie und Abstimmung von Geist, Seele, Leben und Körper • Eigenverantwortung **Ziel: Vollkommene Gesundheit, Ganzheit und Ordnung**

Ziel ist es, die Behandlung von Gesundheitsstörungen und Krankheiten durch Selbstregulieren, Selbstheilen, Selbstverantwortung zu ergänzen.

2.6 Selbstheilung als Prozess

Wenn die modernen Zivilisationskrankheiten immer stärker durch Zivilisations-Syndrome, durch geistige, psychische, seelische Belastungen ausgelöst und im Verlauf verstärkt werden, ist es Zeit zum Umdenken. Bei vielen Krankheiten handelt es sich um Leiden, die es ein ganzes Leben lang zu ertragen gilt, ohne die genauen Ursachen zu kennen. Viele dieser Krankheiten sind nicht primär genetisch bedingt, sondern beeinflusst durch Balance-Verschiebungen, gestörte Prozesse im Lebensverlauf, in Gehirn und Geist, im Selbst bzw. in der Persönlichkeit. Krankheit erhält ein neues Gesicht, wird entscheidend geprägt durch unser Denken, unser Leben, unser Fühlen, unsere alltäglichen Belastungen. Sie entwickeln sich über lange Zeit im Verlauf des Lebens.

Sogleich stehen wir vor einer „Revolution in der Behandlung" (D. Church, Die neue Medizin des Bewusstseins, Kirchzarten 2008, S. 15). Es werden Wege entdeckt bzw. wiederentdeckt, die uns glücklicher, gelassener, weniger gestresst und körperlich gesünder machen können. Sie lassen uns gut leben mit chronischen Krankheiten, harmonisch und zufrieden, geistig-spirituell erfüllt.

„Die Implikationen dieser Techniken versprechen einen radikalen positiven Bruch für das menschliche Leben, und zwar einen, der weit über die Gesundheitsfürsorge hinausgeht" (D. Church, a.a.O., S. 25).

Die Medizin ist im Aufbruch. Man spricht von einer „neuen Medizin des Bewusstseins", von „Quantenmedizin", von „Medizin für die Seele", von „Lebensstilmedizin".

Unsere Gedanken, Vorstellungen, Gefühle und Empfindungen, aber auch die Art und Weise, wie wir leben, essen und arbeiten, lösen körperliche Veränderungen aus. Jeder einzelne Impuls, jeder Denk- oder Gefühlsvorgang wirkt sich in unseren Zellen aus, setzt biochemische Stoffe in unserem Organismus frei, löst epigenetisch, d.h. im Umfeld unserer Gene, Veränderungen in unseren Zellen aus. Neue Forschungen kommen zu dem Ergebnis, dass

> „die Gene ungefähr 35 Prozent zu unserer Lebenserwartung beitragen, wohingegen Lebensführung, Ernährung und andere Umweltfaktoren, darunter Unterstützungssysteme, die Hauptursachen darstellen, warum Menschen länger leben" (D. Church, a.a.O., S. 29).

Dieses Gesundheits- und Lebensheilungs-Konzept verfolgt das Ziel, die Selbstheilungs- und Selbstmobilisierungskräfte anzuregen

- mittels resilienten, geistig-seelisch gestützten Einstellungen,
- durch eine verbesserte Lebensweise-Qualität, eine Lebens- und Körper-Vitalisierung,
- durch die Förderung der Umstellungs- und Veränderungsstrategien im Denken, Fühlen und Verhalten primär durch das Mindcoaching-Konzept (Vgl. F. Decker, Erfolgreich sein Leben meistern, Petersberg, 2003)

Selbstheilung, Persönlichkeits- und Lebensqualitätsförderung setzen innere Stärke und Selbstbewusstsein voraus. Dieses gilt es zuerst zu fördern, entweder durch einen Selbstcoaching-Prozess oder durch Mental-Berater.

Ist dies erfolgt, so sollte man sich mit den Möglichkeiten der Selbsthilfe, der Selbstregulation beschäftigen, z.B. mit der Verbesserung der Lebensqualität, durch Bewegung, Ernährung, Stress-Abbau u.a. (Vgl. Franz Decker, Der Dreiklang für ein vital-gesundes Leben, Petersberg 2006).

Was resiliente Menschen mit geistig-seelischen Fähigkeiten auszeichnet, sind die Eigenschaften, „zu denken, zu lachen, zu hoffen, dem Leben einen Sinn zu geben, zu handeln oder das eigene Verhalten zu unterbrechen, um Hilfe zu bitten, um diese zu akzeptieren, auf Gelegenheiten zu reagieren oder Erfahrungen und Beziehungen zu suchen, die für die Entwicklung gesund sind." (Anne Masten, Resilienz in der Entwicklung, in: G. Röper u.a. Entwicklung und Risiko, Stuttgart 2001, S. 192).

„Will man also Selbsthilfe fördern, so erscheint es sinnvoll, sich die Momente bewusstzumachen, in denen es einem gut oder besser geht, und sich zu fragen, was man da tut bzw. lässt, und sich danach zu richten." (Luise Reddemann, Überlebenskunst, Stuttgart 2007, S. 49).

Glücksforschung und Flow-Effekte

Wenn wir uns „Moments of excellence", Momente, in denen es uns gutging, bewusstmachen, wieder in die Erinnerung rufen, dann sind wir nicht nur glücklich, sondern tun auch etwas für unser Wohlbefinden und unsere Gesundheit.

Das zeigen auch die Forschungsergebnisse von Mihalyi Csiks-zentmihalyi (in : Liebe gut, Stuttgart 1999), der das wie folgt ausdrückt:

„Der erste Schritt zur Verbesserung der Lebensqualität besteht darin, genau darauf zu achten, was wir jeden Tag tun, und zu erkennen, welche Gefühle die Tätigkeit, der Ort, die Tageszeit oder der Gefährte in uns auslö-sen.....Das Entscheidende ist, dass Sie herausfinden, was sich in Ihrem Fall als besonders hilfreich erweist."

Vergangene Glücks- und Erfolgsmomente sollen also Kraft ge-ben für meine zukünftige Lebens- und Gesundheitsgestaltung und mich in der eigenen Persönlichkeit stärken, harmonisieren.

Solche „Moments of excellence" können aus allen Lebensbe-reichen stammen:
- Erfolge bei Bewegungsaktivitäten,
- bei Veränderungen in der Ernährung,
- Umstellung im Denken und Verhalten.

Ein solches Bewusstmachen von Erfolgen fördert die Eigen-kompetenz, die Fähigkeit zu mehr selbstbestimmten Handeln und zu Lebensveränderungen. Im Rahmen des MindBodyLife-

Coachings besitzen solche bewusstgemachten „Moments of excellence" eine große Motivationskraft. Sie stärken Mut, Entschlossenheit und Durchhaltekraft, das belastende Leben zu ändern.

Vom Behandelten zum Handelnden

Bei jeder Gesundheitsstörung bzw. Erkrankung geht es auch um die Frage: „Was kann ich selber tun? Wie kann ich meine eigene Gesundheit stärken, wie kann ich mich über Heilungsansätze informieren? Wie kann ich mich persönlich stärken, mein Denken, meine Gefühle, meine Seele ins Gleichgewicht bringen? Wie kann ich mit der Krankheit gut leben?" Doch leider habe wir, wie der Onkologe Prof. Dr. Gerd Nagel wusste, diese Fragestellungen oft vergessen. Er fordert mehr Patientenkompetenz. (Annette Bopp, Delia Nagel, Gerd Nagel, Was kann ich selber für mich tun?, Zürich 2005, S. 23).

> **„Patientenkompetenz ist die Fähigkeit,**
> **mit und trotz Erkrankung, Handycap oder Trauma**
> **ein normales Leben zu führen."**

Gemeint ist damit auch die neue, durch die Krankheit bedingte Lebensrealität zu akzeptieren und sein Leben danach auszurichten bzw. die Heilung zu fördern. Aus dem Mittelalter überliefert ist der Satz:

> **„Der äußere Arzt behandelt,**
> **der innere Arzt heilt."**

Der Philosoph Karl Jaspers (1883 – 1969) schrieb sogar:

„Der Patient braucht die Freiheit,
die medizinische Ordnung zu durchbrechen."

Selbstheilung verlangt einen selbstkompetenten Patienten. Das bedeutet nach Annette Bopp, Delia Nagel, Gerd Nagel, Was kann ich selbst für mich tun? Freiburg 2007, S. 27,

„sich den Herausforderungen der Krankheit
zu stellen,
sich auf eigene und fremde Ressourcen zur
Krankheitsbewältigung zu besinnen,
diese Ressourcen zu nutzen,
dabei persönliche Bedürfnisse
mit zu berücksichtigen,
eigene Zielvorstellungen zu verfolgen,
Autonomie zu wahren."

Heilung ist immer Selbstheilung

Jede Erkrankung ist auch Ausdruck einer Überforderung der persönlichen Fähigkeiten, der Selbstheilungskräfte. Der Begriff Heilung meint dementsprechend auch einen Prozess der Herstellung bzw. der Wiederherstellung der geistigen, der psycho-emotionalen und der seelischen Heilkräfte, um sie zur Stärkung der Gesundheit und damit zur Eingrenzung von Leiden und Krankheit zu nutzen bzw. die Genesung zu stärken.

2.7 Den ganzen Menschen sehen

Das Krankheitsbild der Zivilisationskrankheiten macht einen Wandel im Erscheinungsbild, in der Entstehung und im Verlauf deutlich. Wir brauchen deshalb neue Wege der Regulation, der Behandlung und Heilung.

- Wir brauchen deshalb eine MindBodyLife-Therapie. Informationen eines jeden Gedankens und eines jeden Gefühls, einer Überzeugung, ein Gebet schlagen sich nieder in jeder Körperzelle, im Stoffwechsel und in der Gesundheit des Menschen.

- Zivilisationskrankheiten werden zu einem großen Teil durch das Leben verursacht, durch ein Zuviel und ein Zuwenig.

- Von Bedeutung für die Krankheitsentstehung und den Verlauf ist auch die Selbstkompetenz des einzelnen Menschen, seine Persönlichkeitskräfte, die Fähigkeit, mit der Gesundheit bzw. der Krankheit umzugehen, damit zu leben. Kann ich den gesundheitsschädlichen Einflüssen der Zivilisation widerstehen, meine psychisch-emotionalen Regulationsstörungen umwandeln? Mit MindBodyLife-Coaching lassen sich Gesundbleiben und Gesundwerden regulieren, lindern, vermeiden oder gar heilen.

„Der Mensch leidet, die Persönlichkeit wird angegriffen und die Identität löst sich auf. Das Selbst ist haltlos auf der Flucht. Was treibt den Menschen auf die Flucht? Wovor muss er fliehen? Er flieht vor sich selbst. Die Fluchtfahrzeuge sind seine

Arbeit und seine Leistung, Ablenkung und Geschwindigkeit; der Motor ist die Angst; Depression das Steuer. Der Zeitgeist wirkt." (Markus Treichler, Neue Zeiten – Neue Leiden, Stuttgart 1998, S. 217)

Zentrale Krankheitsursachen

Zu viel: Zuvielisation	Zu wenig: Mangel-Situation
• Denaturierte Nahrung, Fastfood • Gift- und Zusatzstoffe • Chronischer Stress • Energieverbrauch • Gehirnbelastung, Bewusstseinsmangel • Fehlende Bewegung und Vitalität • Entzündungen	• Vollwerternährung • Vitalstoffe (Vitamine, Mineralstoffe) • Entspannung, Spannungsbalance • Schlaf • Energie-Balance • Sinn, Verbundenheit • Spiritualität • Persönlichkeits- und Selbstkräfte

Wenn das Leben, das Körper-Geist-Seele-System aus dem Gleichgewicht gerät, kommt es zu Gesundheitsstörungen und zu diagnostizierbaren Krankheiten

Diese Balance kann durch das Lebens- und Selbstmanagement erreicht werden.

„Wie werden krank, wenn wir von bestimmten Faktoren (Giftstoffen, Krankheitserregern, Allergenen, falscher Ernährung oder Stress zu viel oder von anderen (unverfälschter Nahrung, Nährstoffen wie Vitaminen und Mineralstoffen, Licht, Wasser, Luft, Schlaf, Bewegung, Rhythmus, Liebe, Verbundenheit, Lebenssinn- und Zielen) zu wenig bekommen (Mark Hyman, Hoher Blutzucker, München 2013, S. 99).

Gesundwerden und Gesundbleiben bedeutet, sein Leben zu ändern. Deshalb muss der Kranke selbst aktiv werden, sich selbst informieren, sein Leben selbst umgestalten, Selbstdisziplin, Selbstsicherheit stärken, mehr Balance in sein Leben bringen, z.B. Work-Life-Balance, Spannungs-Balance, Energie-Balance, Beziehungs-Balance. Dazu braucht er ein BodyLife-Coaching und meist die Hilfe entsprechender Experten. So wird es möglich, dass der Betroffene sich selbst aktiv, positiv und konstruktiv für die eigene Gesundheit einsetzt. Gesundheitsförderung wird damit zu einer wichtigen Krankheitsbehandlung. Gesundbleiben und Gesundwerden gehören zusammen.

Gesundwerden beginnt im Kopf

Die persönliche Beteiligung am Gesundheitsprozess verlangt ein konstruktives Bewusstsein und geistige Aktivität. Für eine solche Bewusstseinsbildung, für Motivation und Energiemobilisierung braucht der Betreffende ein intaktes Gehirn. Dieses gilt es zu pflegen, zu vitalisieren und den Geist zu programmieren. Gedanken, Vorstellungen und Gefühle können wesentlich zum Heilungserfolg beitragen. Placebo-Effekte besitzen eine nachgewiesene Heilkraft. (vgl. Franz Decker, Alles beginnt im Kopf, 2. Aufl. Würzburg 1999, ders., Weitergehen, das Leben wartet nicht, Petersberg 2012).

„Weil wir nicht in einer geordneten, geregelten Welt leben, sondern in ein Chaos aus Stress, Lärm, Anforderungen und Zwängen hineingeworfen werden, heißt Gesundheit schließlich nichts anderes, als das Positive und Lebensfreundliche aus diesem Chaos herauszufiltern und für sich nutzbar zu machen. Es bedeutet, eine bestimmte Ordnung in die Unordnung hineinzubringen, dem vielfach sinnlos Erscheinenden einen Lebenssinn abzugewinnen. Es bedeutet, die positiven Seiten des Lebens mehr zu betonen, die dem Selbstwertgefühl nützen. Es bedeutet auch, den ständigen Wandel nicht als Bedrohung sondern als Herausforderung zu sehen." (Heiko Ernst in UGB-Forum 5/98)

Alles beginnt im Kopf
Mentale Steuerung durch Geist und Emotionen

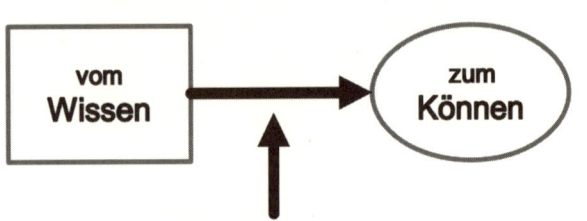

Die Bedeutung des Mentalen

vom **Wissen** → zum **Können**

Mentale Kompetenzen

- Stärkung der Motivationskräfte: anwenden, handeln, beginnen.
- Sich entwickeln, wachsen, sich verändern, umstellen.
- Probleme und Konflikte lösen, Hindernisse beseitigen.
- Neue Balance, Gleichgewicht herstellen.

Dreidimensionaler Gesundheitsansatz

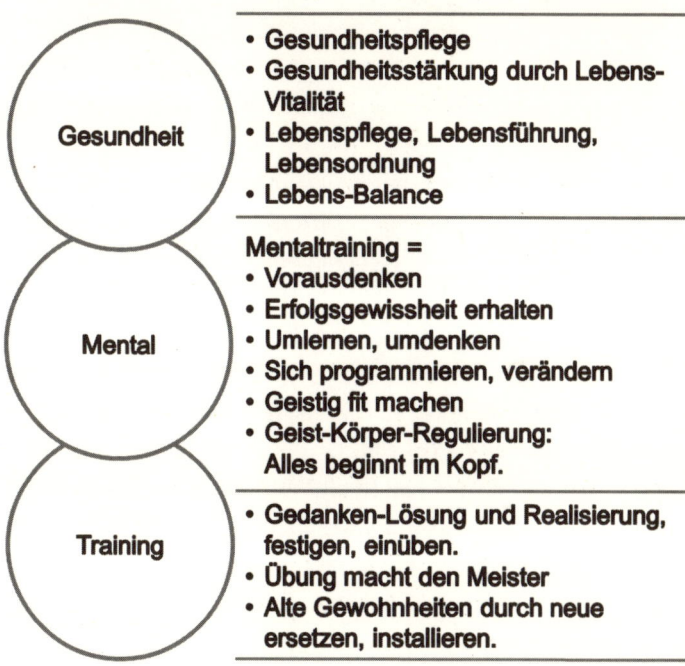

Gesundheit	• Gesundheitspflege • Gesundheitsstärkung durch Lebens-Vitalität • Lebenspflege, Lebensführung, Lebensordnung • Lebens-Balance
Mental	Mentaltraining = • Vorausdenken • Erfolgsgewissheit erhalten • Umlernen, umdenken • Sich programmieren, verändern • Geistig fit machen • Geist-Körper-Regulierung: Alles beginnt im Kopf.
Training	• Gedanken-Lösung und Realisierung, festigen, einüben. • Übung macht den Meister • Alte Gewohnheiten durch neue ersetzen, installieren.

Neue Wege der Regulation

Moderne Zivilisationskrankheiten werden meist mit Begriffen wie Überarbeitung, Abgespanntheit, Nervosität, Kraftlosigkeit, Ausgebranntsein, Müdigkeit, Angst und Sorgen, negativem Denken in Verbindung gebracht. Das führt zu einem neuen Verständnis, zum Umdenken in eine neue Richtung.

- Von der Zivilisationsteilhabe zur Zivilisationshygiene
- Von der Krankheit zum Kranksein

- Von der Medikalisierung zur Selbsthilfe, zu Selbstmanagement
- Von der reinen Krankheitsbehandlung zur Gesundheitsförderung, zur Weckung der Selbstheilungskräfte
- Von der standardisierten, objektiven Krankheitssicht zur individuellen Therapie
- Kranksein ist nicht losgelöst, unabhängig vom betroffenen Menschen, seinen Lebenskräften, seinem Lebensstil und seinen sozialen Umweltgegebenheiten verhandelbar.

„Mit Medikalisierung ist die – häufig zu schnell und einseitig durchgeführte – medikamentöse Behandlung von Krankheiten gemeint, ohne dass dabei der Mensch in seinem individuellen Kranksein ausreichend berücksichtigt wird. Durch die Medikalisierung wird der Patient in eine passive Situation gedrängt. Unter Umständen muss er jetzt nicht nur seine Krankheit, sondern auch noch die Therapie erleiden – vor allem, wenn er Medikamente mit erheblichen Nebenwirkungen einnimmt." (Markus Treichler, a.a.O., S. 32)

Körper, Geist, Seele und Leben als Heilungsfeld

Viele chronische Krankheiten und auch Diabetes Typ II sind Komplexkrankheiten und lassen sich nicht einem Organ zuordnen. Diabetes hängt eng mit den vielfältigen Körperprozessen, aber auch mit der geistig-emotionalen Verfassung und den Lebensbedingungen zusammen. Stress gilt als wichtigste Einflussgröße für den Blutzuckerspiegel und den Ablauf der Körper- und Gehirnprozesse. Entzündungen und Vergiftungen stehen im Zusammenhang mit der Zell- und Gefäßqualität.

Sie wirken sich auf den Zuckerspiegel und auch auf Diabe-
tes-Folgeerkrankungen aus. Wir sehen also: Die Lebens- und
Gesundheitsqualität wird vom Zusammenspiel von Körper-
vitalität, von Lebensvitalität, von geistiger Vitalität und entsprechender Pflege bestimmt.

Die zentrale Sicht der Salutogenese ist also die Wiederent-
deckung des ganzen Menschen, sowohl seiner leiblichen wie
auch emotionalen und geistigen Lebenskräfte. Diese Kräfte
nennt Antonovsky „generalisierte Widerstandsresourcen".
Frankl sprach von einer „Trotzmacht des Geistes."

3.
Selbstfürsorge, Selbstentfaltung, Selbstveränderung

„Hilf dir selbst, so hilft dir Gott."
Sprichwort

„Oft ist's der eigene Geist, der Besinnung schafft,
die wir beim Himmel suchen."
Shakespeare, Ende gut, alles gut

„Fordere viel von dir selbst
und erwarte wenig von anderen."
Konfuzius

Selbstaktivitätsmaßnahmen sind von zentraler Bedeutung für die Vorbeugung und den Umgang mit Krankheit. Es handelt sich dabei um Aktivitäten,

- um die persönliche Lebens- und Gesundheitssituation zu verbessern,
- um Verschlechterungen zu vermeiden, die den Einzelnen befähigen, seine persönliche Kompetenz zu vergrößern, um so Zugang zu den eigenen Selbstheilungskräften zu finden.

Selbstaktivität bzw. Selbstsorge steht für eine Haltung und das Verhältnis, das eigene Leben bzw. die persönliche Gesundheitssituation bewusst zu gestalten und die eigene Situation besser zu begreifen.

Mehr Selbstfürsorge entwickeln

Viele Menschen fühlen sich von Zeit zu Zeit nicht wohl in ihrer Haut, fühlen sich müde und abgespannt, schlafen oft schlecht. Die Ursache liegt oft im Denk- und Lebensstil, z.B., wenn man abends zu viel, zu fett isst, sich nicht bewegt, sich kritisch mit allem auseinandersetzt, von negativen Gefühlen belastet wird.

Stress, das Gefühl der inneren Unruhe in Körper und Geist belasten das autonome Nervensystem. Man könnte sagen, „dass sich so gut wie jedes Problem, das man sich vorstellen kann, irgendwie, irgendwann auf Stress zurückführen lässt." (Alex Loyd, Bess. Johanson, Der Healing Code, Rheinbeck 2012, S. 21). Heilung bedeutet: All das ist zuerst noch nicht medizinisch behandlungsbedürftig. Es macht aber eine Selbst- und Lebensveränderung notwendig. Was tut mir gut, was nicht? Was sollte ich verändern? Können wir unsere Gewohnheiten, Denkmuster und emotionalen Belastungen ändern? Anstatt auf Hilfe von außen und Veränderungen durch Mitmenschen zu bauen, ist es sinnvoller, sich selbst zu verändern, mehr Selbstfürsorge zu entwickeln.

3.1 Fehlende Kraft zur Selbstbestimmung

In Anbetracht des Zivilisationsdrucks von Stress und der Mentalität von „ich tue alles, ohne an mich selbst zu denken" geraten die Menschen immer mehr in einen Zustand der Erschöpfung.

Die moderne Demokratie „hat uns mehr und mehr zum Menschen ohne Führer gemacht, uns nach und nach in die Situation versetzt, für uns selbst entscheiden und unsere eigenen Orientierungen konstruieren zu müssen." (Alain Ehrenberg, Das erschöpfte Selbst, Frankfurt 2004, S. 8)

Die durch Eigenverantwortung herbeigeführte Erschöpfung führte nach und nach zu persönlichem Stress, zu einer Unfähigkeit, zu leben und letztlich zur Depression.

Dieses Alleingelassensein erfordert heute von jedem Einzelnen Initiative und mentale Fähigkeit. Voraussetzung dafür ist allerdings ein starkes Selbst, innere Stärke, Autonomie und Energie für mehr Selbstgestaltung, für mehr Achtsamkeit in Bezug auf die eigene Gesundheit. (Franz Decker, Innere Stärke, Petersberg 2014). Erschöpfung und Mangel an Selbstbestimmung führen dann mehr und mehr zu Zivilisationskrankheiten.

„Der Weg zur Heilung ist immer auch ein Selbstfindungsprozess, d.h., tiefer liegende Ursachen müssen bewusstgemacht werden, damit sich das Verhalten ändern kann." (Jörg Tacke, u.a., Quanten-Medizin, München 2011, S. 68).

Identität und Selbstentfaltung

Ein Gespenst geht in unserer Zeit um: Der Mensch, die Persönlichkeit bzw. das Selbst, sei am Ende: erschöpft, ausgebrannt, zur Selbstbestimmung nicht mehr fähig (A. Ehrenberg, Das erschöpfte Selbst). Das Ich selbst lebt zwischen Anpassungs-, Zivilisationsdruck und Individualitätszwang. Unter den Bedingungen unserer Zivilisation schwankt der Einzelne ständig zwischen Einbruch und Wiederaufbau seiner Identität. Wir leben meist mit einer „Patchwork-Identität", einer pluralen Persönlichkei. Kenneth Gergen (Das übersättigte Selbst, Heidelberg 1996, S. 247) spricht von einem „sozialen Chamäleon, das sich fortwährend Teile von Identitäten jeglicher verfügbarer Quellen ausleiht und sie nach Nutzen oder Wunsch für die jeweilige Situation konstruiert." Wir sind also „multiphren", eine gespaltene Persönlichkeit ohne innere Stärke, ohne ein starkes Selbst, das in den Wirren des Lebens keinen Halt und keine Orientierung besitzt. Geschrumpft sind vor allem die psycho-mentalen Kompetenzen.

Veränderungen der Persönlichkeitsstruktur und der Befindlichkeit des modernen Menschen

Gewachsen sind insbesondere

- Bildungsniveau, Informationsstand
- Individualität, Ichbezogenheit
- Bedürfnis nach Selbstverwirklichung
- Sensibilität, Fühlfähigkeit
- kritisches Bewusstsein
- Anspruchsniveau

Geschrumpft sind

- psychische Stabilität (die Menschen sind labiler, empfindlicher, schwieriger geworden)
- Belastbarkeit bei steigender Belastung
- Beharrungsvermögen, Ausdauer
- psycho-physische Vitalität (Wetterfühligkeit, Allergien, Migräne, Depression, Sucht u.a.)
- Bewältigungsfähigkeit
- Entscheidungsfreude aufgrund depressiver Grundhaltung und Ohnmachtsempfinden
- Sinnhaftigkeit, Durchblick
- Bindung und Treue zu Orten, Dingen, Menschen
- Wirklichkeitssinn

Selbstentwicklung als Ziel

In unserer pluralistischen Gesellschaft ist es Aufgabe eines jeden Einzelnen, sich seine eigenen Sicherheiten und Ordnungen, nach denen er sein Denken, Fühlen, Glauben und Handeln ausrichten kann, selbst zu schaffen. Die Zeit der geordneten Verhältnisse ist vorbei. Der Einzelne und seine Selbstbestimmung sind herausgefordert und oft überfordert.

Deshalb ist Selbstbildung, Selbstentfaltung geboten: Selbstbewusstsein, Selbstvertrauen, Selbstsicherheit, Selbstdisziplin, Selbstcoaching, eine Selbststärkung und Selbststeuerung werden zu einer wichtigen Entwicklungsaufgabe. Notwendig sind ein Bündel von Kompetenzen und Strategien der Lebensführung. Wichtige Aspekte sind dabei, „auf sich selbst zu achten", „um sich selbst zu sorgen", „sich auf Veränderungen einzustellen", das Leben mit einer Krankheit oder anderes mehr. Ziel der Selbstentwicklung ist also die Entfaltung der Lebenskräfte und der inneren Ordnungs- und Selbstheilungskräfte. Selbst- und Persönlichkeitskompetenz sind für die Herausforderungen des Lebens und der Gesundheit von entscheidender Bedeutung. Sie sind zentrale Gesundheits- und Heilkräfte.

3.2 Persönliche Gesundheitskompetenz

Es gehört zu den Aufgaben eines jeden Menschen, auch eines erkrankten, sich aktiv um sich und seine Krankheit zu kümmern, sich zu informieren, Selbstverantwortung zu übernehmen, trotz Erkrankung, Handycap oder Schmerzen Gesundheit zu fördern und zu stärken. Es ist wichtig, die durch die Krankheit bedingte Lebensrealität zu akzeptieren und das alltägliche Leben nach den Gegebenheiten auszurichten. Gesundheitskompetenz des Einzelnen beinhaltet die Fähigkeit, den Grad an persönlicher Autonomie, an Selbsthilfe, Selbstmanagement im Leben und im Verlauf von Krankheit zu erhalten und zu erhöhen.

Gesundheitskompetenz bezeichnet ein neues Rollenverständnis von Menschen mit Lebensproblemen und mit Krankheit. Es geht dabei um die Orientierung nach innen, zur Ressourcenorientierung. Es geht um die Eigenverantwortung an der Krankheit. „Der Patient versteht sich als Koproduzent von Gesundheit." Er sucht nach Ressourcen und Möglichkeiten zur Krankheitsbewältigung (vgl. Gerd Nagel, Delia Schreiber, Empowerment von Frauen mit Brustkrebs, Freiburg 2013, S. 15).

Patienten bzw. Erkrankte möchten keine Ärzte sein, sondern die eigenen Bedürfnisse, Ressourcen, Befindlichkeitsstörungen, die eigenen Möglichkeiten zur Lebens-, Denk- und Gefühlsentwicklung kennenlernen. Auch über die medizinische Therapie hinaus ist noch vieles an persönlichen Störungen und Defiziten in Ordnung zu bringen. Gesundwerden und Gesundbleiben verlangen nach Lebens- und innerer Umstellung. Heilung bedeutet, sich ändern, bisherige Lebensgewohnheiten, Denkmuster und Emotionen umstellen.

Zur Gesundheits- und Selbstkompetenz gehört die Fähigkeit, die eigenen Selbstheilungskräfte zu entdecken, zu stärken und gezielt zur Gesundheitsentwicklung und Krankheitsbewältigung einzusetzen.

Selbst- und Persönlichkeitskräfte entfalten

Schon C.G.Jung erkannte die „ungeheuerlichen Energien, die der Persönlichkeit selbst innewohnen". Dazu gehören die geistig-seelischen Kräfte, die Selbst-Kräfte wie Selbstverantwortung, Selbstkompetenz, Selbstveränderungsfähigkeit, die gesundheitsfördernden Verhaltenweisen und Selbstdisziplin. Zunehmend haben vor allem Gehirn und Geist eine Bedeutung für das Gesundwerden und Gesundbleiben (vgl. Dr. med. L. Rankin, Mind over Medicine, München 2014).

Selbst- und Persönlichkeitskräfte entfalten

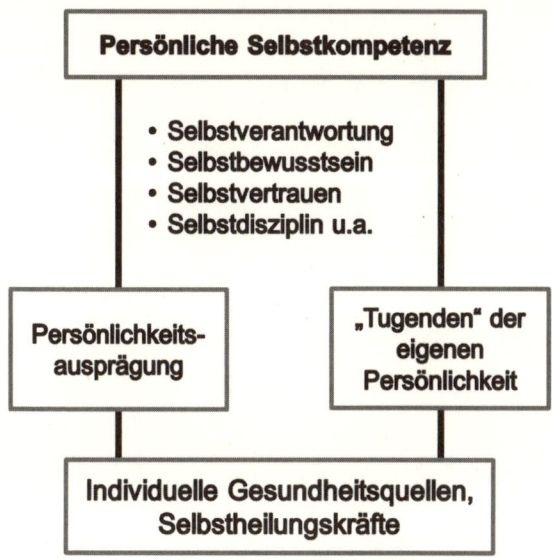

Felder der persönlichen Gesundheitskompetenz

Zusammenfassend lassen sich die Selbstkompetenz-Felder wie folgt darstellen:

- Selbstverantwortung
- Selbstkontrolle
- Selbstlernen
- Selbstregulation

Voraussetzung dafür ist eine MindBodyLife-Fitness.

3.3 Selbst Regie im Leben führen

Lange Zeit glaubte die Wissenschaft an einen genetischen Determinismus, an die Vorstellung, Lebenserwartung, Vitalität und Gesundheit hingen davon ab, ob man die richtige Gen-Kombination geerbt hat. Die neue Wissenschaft der Epigenetik untersucht, was von außerhalb die Zelle steuert, diese an- und abschalten kann, den Energiefluss reguliert.

Genetik und Epigenetik

In seinem Buch „Wer wird krank?" Der Einfluss von Stimmungen, Gefühlen und Gedanken auf unsere Gesundheit." (Hamburg 1989) stellt Dr. Blair fest, dass die Gene ungefähr

- 35 Prozent zu unserer Gesundheit und Lebenserwartung beitragen,
- aber 65 Prozent von den Gedanken, der Lebensführung, Ernährung und anderen Uweltfaktoren beeinflusst werden. Sie stellen also die Haupturasche für das Gesundbleiben und Vital-alt-Werden dar.

Wir können also wesentlich zu unserer Lebenserwartung, zur Gesundheits- und Krankheitsentwicklung beitragen. Wir halten die Waagschale unserer Gesundheit in der Hand und sind selbst Regisseur unserer Gene. Die Waage kann sich in Richtung Krankheit senken, aber auch zugunsten der Gesundheit ausschlagen.

Letztlich verlegt sich die Macht über unsere Gesundheit und unser Wohlbefinden in den Bereich der Steuerung von Gedanken, Gefühlen und Lebensweise. (Vgl. Franz Decker, Der Dreiklang für ein gesundes, vitales Leben, Petersberg 2006 und ders., Die Kunst, gesund zu leben – Mein Programm für Ernährung, Bewegung und Balance, Petersberg 2010).

3.4 Selbst heilen aus eigener Kraft

Wie gesund oder wie krank wir sind, wir haben immer die Möglichkeit, unsere Gedanken, Gefühle und unseren Lebensstil zu beeinflussen und damit Einfluss auf die Krankheit zu entwickeln. Wir haben für die Qualität unserer Gedanken und Gefühle selbst die Verantwortung und können so positive, heilende Impulse entwickeln. Forschungsergebnisse geben die Hauptverantwortung für Gesundheit und Heilung an jeden Einzelnen von uns.

3.5 Selbstheilungskräfte mobilisieren

Selbstheilungskräfte sind unsere inneren heilsamen Kräfte.

> „Als ich mich selbst zu lieben begann, habe ich mich von allem selbst befreit, was nicht gesund für mich war, von Speisen, Menschen, Dingen, Situationen und von allem, das mich immer wieder hinunterzog, weg von mir selbst. Anfangs nannte ich das gesunden Egoismus, aber heute weiß ich: Das ist Selbstliebe."
>
> Charly Chaplin an seinem 70.Geburtstag am 16. April 1959

Zu diesen wichtigen Kräften, die unsere Gesundheit bestimmen, gehören unsere Überzeugungen, wie wir z.B. mit anderen leben, wie wir lieben, wie wir denken, wie wir mit uns und mit anderen fühlen.

Grundlage für eine vitale Lebensweise und Gesundheit sind Zuversicht, positives Selbstwertgefühl, Selbstvertrauen, Selbstbeherrschung, Selbstfürsorge und die innere Überzeugung, uns und unser Leben selbst beeinflussen zu können.

Das Gehirn und das Bewusstsein sind das Königsorgan unseres Körpers und seine primäre Quelle für Wohlbefinden, Gesundheit und MindBodyLife-Wachstum. Ob wir uns gut fühlen oder schlecht, gereizt oder unbeschwert, einsam oder geliebt fühlen, ob wir zuversichtlich oder selbstfürsorglich sind, hängt von unserem neuronalen Netzwerk ab. Hier liegen die Selbstheilungskräfte. Jeder von uns besitzt die Möglichkeit, sein Gehirn zum Besseren zu verändern und den Heilungsprozess zu unterstützen. Mit unserem Bewusstsein schaffen wir unsere Wirklichkeit. Die Entdeckung, dass körperliche, psychische und geistige Prozesse stark miteinander vernetzt sind, eröffnet neue Möglichkeiten der Behandlung, primär der Selbstheilung.

Die Selbstheilungskräfte entdecken und nutzen

Aus vielen wissenschaftlichen Studien wissen wir, dass der Körper in Beziehung mit Geist und Seele Selbstheilungskräfte entwickeln kann.

Selbstheilungskräfte

- unterstützen nicht nur den Gesundungsprozess,
- sie fördern auch Vitalität, Regenerationskraft und damit präventiv die Gesundheit,
- sie stärken die inneren Kräfte.

Wer gesund werden und bleiben will,

muss seiner geistigen, körperlichen und seelischen Verfassung sowie seinem Lebensstil ebenso viel Aufmerksamkeit schenken wie seinem Wohlbefinden und seinem Körper.

Gesund werden und bleiben

- ist eine Lebenshaltung, ein Lebensweg,
- eine geistig-emotionale Balance und
- hängt wesentlich von der Lebensordnung ab.

Wege dazu sind:
- umstimmende Gedanken, Gefühle, Erfahrungen
- Meditation
- optimistische Lebenseinstellung
- Aufmerksamkeit

„Wege entstehen dadurch,
dass man sie geht."
Franz Kafka

Stärkung des inneren Heilungssystems

1. Pflege der bewussten und unbewussten Gehirn- und Geistkräfte, z.B.
durch Gehirnvitalisierung (Brainfood, Brain-Gym u.a.), durch Mind-Fitness (Entspannungs-, Aufmerksamkeits-Fähigkeiten u.a.), durch mentale Programmierung (Visualisieren u.a.).

2. Pflege der guten Emotionen, wie z.B.
Freude, Wohlfühlen und Transformieren der negativen Emotionen wie Angst, Wut, Trauer durch Pflege von positiven Gegen-Emotionen.

3.Pflege des seelischen Gleichgewichts,
von Glück, Geborgenheit, Zufriedenheit.

4.Stärkere spirituelle Ausrichtung,
von Glaube, Hoffnung, Liebe und Vertrauen auf einen Gott.

Mit diesen Selbst-Heilungskräften können wir unsere Gesundheit erhalten, aber auch gesund werden.

Körper, Geist und Seele müssen ständig gegen viele Störfaktoren „anreparieren". Dafür sorgen z.B. die Zellerneuerung und die Kraft des Geistes. Sie reparieren in jeder Sekunde gegen die innere Unordnung an. Ziel ist, das lebensnotwendige Gleichgewicht zu erhalten. Ist jedoch die äußere und innere Belastung zu groß, können Körper, Geist, Seele das Gleichgewicht, die Lebensordnung nicht mehr gewährleisten.

Lissa Rankin, die amerikanische Ärztin, nennt in ihrem Buch „Mind over Medicine" (München 2014, S. 253) 6 Wege zur Stärkung der Selbstheilungskräfte:

- Ernährungsumstellung
- Stärkung der spirituellen Ausrichtung
- Mehr Liebe, Freude, Glück und Zufriedenheit
- Zulassen von unterdrückten Emotionen
- Einnahme von pflanzlichen Nahrungsergänzungsmitteln und Vitaminpräparaten
- Vertrauen auf die eigene Intuition

Wichtig ist es, ständig für die Energie-Balance zu sorgen, damit Körper, Geist und Seele richtig arbeiten können. Entspannt und erfüllt leben ist deshalb wichtig. Das ist nur möglich, wenn wir keine negativen Vorstellungen vom Leben haben, wie z.B. Hoffnungslosigkeit, Vorwürfe und Ärger. Besser ist es, zu glauben, dass Glücklichsein eine Aufgabe ist, die man im eigenen Inneren erreichen kann. Solche Einstellungen, positive Grundstimmungen, Optimismus galten früher als zufällig zustandegekommen. Heute wissen wir z.B. aus Untersuchungen von Richard Davidson, dass diese Fähigkeiten lernbar sind, z.B. durch Mentaltraining. Das Visualisieren und die Meditation sind epigenetische Selbsthilfekräfte. Der Körper kann unsere inneren Bilder und Gedanken lesen, verarbeiten.

Auch Glaube, Hoffnung, Liebe sind, wie Untersuchungen zeigen, gewaltige Heilkräfte. Zum Gesunden, zu einer harmonischen Lebensordnung, gehören aber auch Lebensmut, Lebenswille unverzichtbar dazu.

Es ist vor allem die Kraft des Geistes, die alles formt, gestaltet, verändert und uns hilft, sich umzuorientieren. Das belegen zahlreiche Untersuchungen.

Durch Veränderungen des Geistes den Körper verändern

„Was im Geist vor sich geht, entspricht häufig ganz genau dem, was im Körper vor sich geht: Die Verbindung wird von den Peptid-Molekülen hergestellt, die vom Gehirn und vom Immunsystem erzeugt werden – überlegen Sie einmal, was das für die Zukunft bedeutet. Wir besitzen die Fähigkeit, unsere Körper darauf zu trainieren, Krankheiten zu heilen und zu eliminieren." (Bernie Siegel, Mit der Seele heilen)

Das Geistige, das Bewusstsein, das im Körper wirkt, kann „die zur Heilung erforderlichen Moleküle erzeugen." (D. Church, Die neue Medizin des Bewusstseins, Kirchzarten 2008, S. 146)

Unser Gehirn verfügt über eine eigene Apotheke, mit zahlreichen Heilmitteln. Wir können chemische Wirkstoffe ausschütten, die z.B. unser Immunsystem stärken, uns Freude und Lust empfinden lassen, vor Schmerz schützen und auch Gesundbleiben und Gesundwerden fördern. Damit im Zusammenhang stehen Placebo-Effekte. Ein Placebo war ursprünglich ein Medikament ohne Wirkstoff, ein Glaube, eine Heilkraft. Der Heilungsprozess funktioniert, weil der Körper seine eigene Apotheke nutzt. Ein Placebo, auch in Form unserer geistigen Vorstellungen, mobilisiert die Fähigkeit unseres Körpers, sich selbst in Ordnung zu bringen. Biblisch ausgedrückt könnte man sagen: „Dein Glaube hat dir geholfen."

Zusammenfassend lassen sich sieben Schlüssel zu inneren Kraftquellen nennen:

Die sieben Schlüssel zu den inneren Kraftquellen

1. **Atem, Entspannung, Meditation**
   führen zu innerer Ruhe und Gelassenheit

2. **Bildhafte Vorstellungen**
   zur Entspannung, für mehr Balance und, um das Gehirn bzw. das eigene Unbewusste zu programmieren

3. **Stärken, positive Erfahrungen**
   und tragende Tätigkeiten und Haltungen bewusstmachen

4. **Eigene Ziele und innere Einstellungen**
   verstärken und in eine Erfolgsgewissheit verwandeln

5. **Sich bewegen, den Körper vitalisieren**
   und das Nervensystem stärken, z.B. durch Ernährung

6. **Durch Naturerfahrung und Rituale**
   zu mehr Glück und Veränderung gelangen

7. **Der eigenen Seele Nahrung geben**
   z.B. Lebensfreude

4.
Selbstheilung durch Imagination, Meditation, Mentaltraining

Um die Selbstheilungskräfte, die häufig verborgen in uns schlummern, zu finden, zu mobilisieren, brauchen wir
- Besinnung, Entspannung, Stressabbau
- Meditation
- Energie-Balance
- Mentales Coaching

4.1 Stressabbau, Entspannung

Jede Krankheit und auch Gesundheitsstörungen stehen heute im Zusammenhang mit der dauerhaften Belastung durch den Alltags-Stress. Wenn wir immer wieder gestresst sind, steigt der Energie-Bedarf des Organismus und vor allem des Gehirns. Leidet das Gehirn, z.B. aufgrund der Dichte an Sorgen, Informationen, die verarbeitet werden müssen, an Energie, so holt sich das Gehirn aufgrund seiner „Vormachtstellung" als „egoistisches Gehirn" die Energie aus dem Körper. Wir werden dann krank bzw. dick, weil wir mehr essen. So fordert das Gehirn in Stress-Situationen ja sogar 90 % des Zuckers, der im Körper zur Verfügung steht.

Stress-Abbau wird zu einer zentralen Aufgabe der Selbstheilung, weil wir ständig an Geist, Körper, Seele überfordert werden und die Folgen immer umfassender sind.

Wir leiden ständig an Überforderung mit vielfältigen Folgen.
Man kann von einem neuen Stress-Phänomen sprechen:

Ausweitung der Ursachen des Stresses
über den Ereignis-Stress hinaus:
- Gehirn-Stress
- Ernährungs-Stress
- biologischer Körper-Stress
- sozialer Stress

Umfassendere Folgen des Stresses:
- Stress-Depression
- Burnout
- Metabolisches Syndrom
- Diabetes
- Alzheimer
- Zelldegeneration und -irritation

Zusammenfassend kann man sagen: Wir leiden heute zunehmend an einem Überforderungssyndrom. (Siehe Schaubild
nächste Seite)

Das Überforderungssyndrom

Herausforderungen, Belastungen des Alltags		fehlende Bewältigungsfähigkeit und Ressourcen

→ Stress
→ Veränderungs-
   dynamik
→ Eigenverantwortung
→ Entscheidungen,
   z.B. bei Wahl-
   möglichkeiten
→ Zeitnot
→ Bindungslosigkeit
   u.a.
	⟷	→ Energiemangel
		→ Mentale Stagnation
		→ Fehlende Mindfitness
		→ Identitätsschwierigkeit
		→ Fehlende
		   Selbstbestimmung
		→ Initiative
		→ Falsche Ernährung
		→ Unterernährte Zellen

Folgen der Diskrepanz

- **erschöpftes Selbst**
- **Vitalitäts-Defizit**
- **fehlende Selbstgestaltung**
- **Zivilisationskrankheiten**
  (Depression, Diabetes)
- **gestörte Lebensordnung**
- **Unfähigkeit, zu leben**

Stress wirkt sich zunehmend auf die psycho-mentalen Zustände und die Lebensgestaltung aus. (Siehe Schaubild)

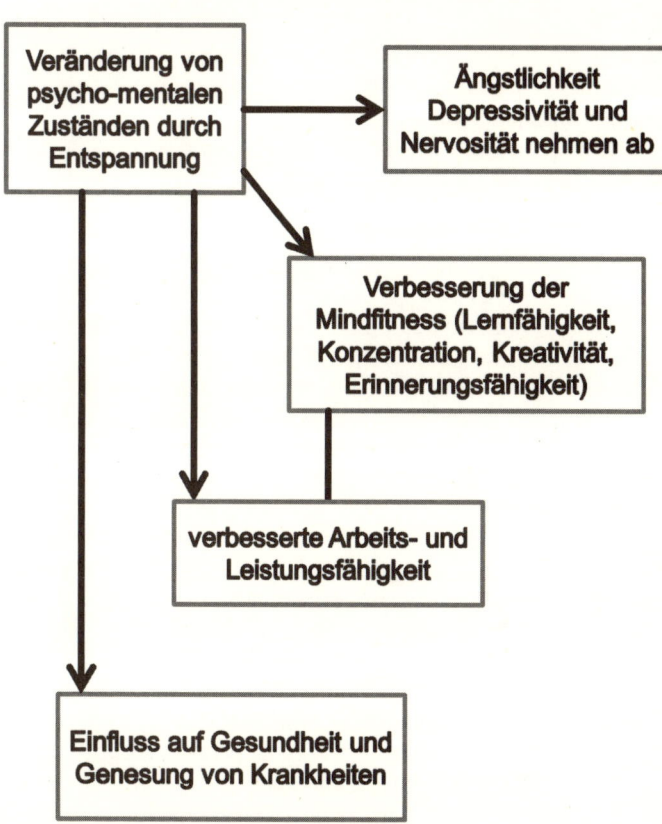

Einfluss der Entspannung auf psycho-mentale Zustände

Veränderung von psycho-mentalen Zuständen durch Entspannung

Ängstlichkeit Depressivität und Nervosität nehmen ab

Verbesserung der Mindfitness (Lernfähigkeit, Konzentration, Kreativität, Erinnerungsfähigkeit)

verbesserte Arbeits- und Leistungsfähigkeit

Einfluss auf Gesundheit und Genesung von Krankheiten

Durch Alltagsaktivitäten, Umstellung der Lebensgestaltung und des Ernährungsverhaltens können wir wesentlich zum Stress-Abbau beitragen.

Dazu folgende Beispiele.

Mehr Wohlbefinden erleben - den Stress im Griff

Tea-Time-Kick
Trinken Sie täglich grünen Tee – mit Genuss und in Ruhe. Das schärft die Sinne, klärt den Verstand, schafft Harmonie und Wohlbehagen. Die „Zeremonie" schafft Ihnen für Minuten „Luft" und Entspannung.

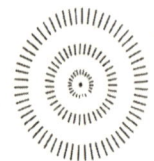

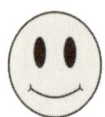

Smiley for Wellness
Beginnen Sie jeden Tag mit einem Lächeln – vor dem Spiegel oder auf der Fahrt ins Büro (im Autospiegel). Das fördert Ihr Wohlbefinden und wirkt direkt aufs Gehirn. Ihr Smiley-Gesicht vertreibt schlechte Laune und hilft bei Frusterlebnissen. Wer lächelt, gewinnt und hat eine Waffe gegen den Krieg im Büro.

move It – move It
Ihr Körper produziert Glückshormone, wenn Sie sich z.B. täglich mindestens ½ Stunde normal körperlich bewegen, am besten in frischer Luft. Die freigesetzten Beta-Endorphine haben eine dem Opium verwandte Wirkung: Schlechte Stimmung und Niedergeschlagenheit werden vertrieben.

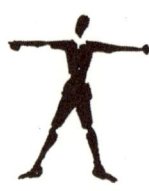

Vollkornkekse genießen
Gebäck aus dem vollen Korn schmeckt hervorragend und schenkt Energie. Vor allem die Vitamine des B-Komplexes, die im vollen Korn enthalten sind, geben Nervenkraft und beruhigen, helfen bei Übermüdung und Konzentrationsschwäche. Doch Vorsicht: Zucker zaubert nicht.

Stress-Abbau durch

1. vitalstoffreiche Ernährung (Vitamine B,E,C, Magnesium und andere Mineralstoffe in Fisch, Reis, Vollkorn-Brot)
2. ballaststoffreich und fettarm essen
3. Auf Basenausgleich achten, Säurebildner meiden. Statt Kaffee, Fleisch, Zucker basische Lebensmittel bevorzugen, wie z.B. Kartoffeln, Obst, Gemüse, Mineralwasser, Kräutertee.
4. Übermäßiges Essen bei Stress unterlassen, da sonst Energieabzug und Überforderung der Verdauung drohen.

4.2 Meditation – ein Weg zur Selbstheilung

Wir denken ununterbrochen

Wir denken – besonders in der heutigen Erregungsgesellschaft – mit ihren vielen Medien wie Fernsehen, Illustrierte, Internet usw. oft viel zu viel und ununterbrochen. Nicht nur der Beruf verlangt ständig Überlegungen, Pläne, Erinnerungen, Gedächtnisarbeit. Viele Menschen verstricken sich aber auch in Grübelei, Schuldzuweisungen, z.B. „Warum musste das nur mir passieren"?

Gedankenleere und Meditation sind dann Urlaub vom Zwang, denken zu müssen bzw. unsere bildhaften Vorstellungen im Geiste zu unserem persönlichen Nutzen einzusetzen. Ziel ist, das Gehirn zu entlasten, zu entspannen bzw. auf das Wesentliche zu konzentrieren.

Regelmäßige Meditation ist eine günstige Möglichkeit,
• grübelnde Gedanken zu vermindern,
• zu mehr Klarheit, Konzentration auf das Wesentliche,
• zu Achtsamkeit in Wahrnehmung und Denken zu gelangen,

- unsere Ich-Bezogenheit zu lockern sowie
- entspannter zu leben und dadurch
- an Körper, Geist und Seele gesund zu bleiben bzw. zu werden.

In den letzten Jahrzehnten wurde Meditation auch in der westlichen Welt bekannter. Immer mehr Menschen meditieren, unabhängig von religiösen Bindungen.

Was ist Meditation?

In der ursprünglichen buddhistischen Literatur wird der Begriff von Meditation im Sinne von Entwicklung des Geistes gebraucht. In der westlichen Welt wird unter Meditation u.a. Folgendes verstanden:

- ein Zustand der Konzentration, in dem das Bewusstsein auf einen bestimmten Gegenstand oder auf Gott gerichtet ist
- ein Zustand der Entspannung, der Körper, Geist und Seele förderlich ist,
- ein Zustand, bei dem der Geist entspannt, leerläuft und sich entwickelt,
- ein mystischer Zustand, in dem Erfahrungen einer höheren oder religiösen Realität eintreten können.

Durch all diese Meditationen wird versucht, das Bewusstsein und das Unterbewusstsein zu verändern und zu programmieren. Der Meditierende will z.B. seine unkonzentrierte und verspannte Geisteshaltung überwinden. Er kann aber auch mit seinem Geist und seiner Seele in Kontakt treten, um den Körper zu beeinflussen, um z.B. Stress zu vermeiden.

- Meditation steht also einerseits mit einer bestimmten Zielvorstellung in Verbindung, z.B. Konzentration, Entspannung, mystische Erfahrung
- Meditation kann aber auch ohne eine solche bestimmte Zielvorstellung durchgeführt werden, nur um gedanklich leer zu werden. Man praktiziert Meditation einfach, ohne darüber nachzudenken, was man dadurch erreichen kann. Die Zen-Meditation hat z.B. kein bestimmtes Ziel, man tut sie einfach.

Atem-Meditation

- Hierbei handelt es sich um eine Grundform der Meditation.
- Nehmen Sie auf einem Stuhl oder am Boden eine bequeme Stellung ein. Der Rücken sollte geradegehalten werden
- Schließen Sie die Augen
- Entspannen Sie Ihre Muskeln von den Füßen bis zum Gesicht
- Richten Sie Ihre Aufmerksamkeit auf Ihren Atem. Lassen Sie ihn frei fließen, ohne ihn zu beeinflussen. Konzentrieren Sie sich auf das Einströmen der Luft durch die Nase oder auf die Bewegung des Bauches beim Ein- und Ausatmen. Sie können auch beim Einatmen „Ein" und beim Ausatmen „Aus" sagen.
- Bald registrieren Sie, dass es einen Strom von Gedanken gibt. Wenden Sie sich diesen Gedanken oder Einfällen nicht zu. Lassen Sie sie wie eine Wolke an sich vorbeiziehen oder wie Blätter, die in einem Bach unter uns vorbeischwimmen. Die Gedanken werden uns zwar bewusst, aber wir halten sie nicht fest, wir lassen sie los. Wir bewerten, beurteilen oder verändern sie nicht.

- Verweilen Sie so 15 bis 25 Minuten – vielleicht auch ohne Atembeobachtung – kommen Sie langsam wieder zurück in das Hier und Jetzt. Dehnen und strecken Sie sich.

Bei einer solchen Meditation lernen wir,
- dem ständigen Gedankenstrom in uns gelassen gegenüberzustehen.
- Wir identifizieren uns nicht mit den Gedanken. Deshalb verlieren die Gedanken und die dadurch bedingten Gefühle ihre Macht über uns, sie erregen und beunruhigen uns weniger.
- Es tritt langsam auch eine Beruhigung unseres Denkens, der Gedankenflut ein. Wir werden in unserem Bewusstsein freier, sind nicht mehr so im Kopf blockiert

Meditation erhöht
- die Aufmerksamkeit für die wichtigen Dinge im Leben.
- Wir lernen genauer und sensibler wahrzunehmen.

Ein beruhigter Geist kann klarer sehen und Ordnung im Kopf und damit auch im Leben schaffen.

Auswirkungen von Meditation

Die Auswirkungen von Meditation auf die seelisch-geistigen und körperlichen Vorgänge wurden in wissenschaftlichen Untersuchungen vielfach erforscht. Wesentlich sind die Auswirkungen auf die Verminderung der Aktivität des vegetativen Nervensystems mit der Normalisierung der Atmung, der Entspannung der Muskulatur und der Verminderung der Gedankenabfolge und der Distanzierung von den Gedanken zurückzuführen.

Die Auswirkungen von regelmäßiger Meditation lassen sich wie folgt zusammenfassen:

- **Geist:** Größere Klarheit in Wahrnehmung und Denken
- Größere Ruhe und Gelassenheit
- Reduzierung von Ängsten und Stress
- Größere Konzentration und Selbstdisziplin
- Größere Unabhängigkeit von Gewohnheiten
- Geringeres Bedürfnis nach Beruhigung
- Ablenkung von Alkohol, Drogen, Nikotin oder/und anderen Reizen.

- **Körper:** Normalisierung und Stabilisierung von Blutdruck und Puls
- Langsamere Atmung
- Senkung des Muskeltonus
- Verminderung psychosomatischer Symptome wie Kopfschmerzen, Magenbeschwerden u.a.
- Geringere Einnahme von Medikamenten, besonders bei psychomentalen Beeinträchtigungen

Übung: Heilmeditation

Gönnen Sie sich 5 – 10 Minuten und machen Sie folgende Heil-Meditation:

Setzen oder legen Sie sich bequem hin. Achten Sie darauf, dass äußere Ruhe herrscht. Atmen Sie nun aus und lassen alle Spannungen aus sich heraus. Spüren Sie, wie Ruhe und Gelassenheit sich in Ihnen ausbreiten. Hören Sie bzw. lesen Sie folgende Worte:

Ich fühle, dass ich bin.
Ich fühle, dass in mir Geist, Seele und Körper harmonisch vereinigt sind,
dass ich ganz bei mir bin, in meiner eigenen Mitte.
All mein Denken, Fühlen und Handeln sind positiv geprägt.
Alles in mir ist von Liebe durchdrungen,
*   von Freude durchströmt,*
*   von Sicherheit getragen.*
Ich spüre, wie die inneren Kräfte in mir wachsen.
Ich spüre, wie alle meine Zellen auf die heilsame Schwingung meiner Worte reagieren.
Ich weiß, dass mein Körper es gut mit mir meint.
Ich kann seiner Weisheit voll und ganz vertrauen.
Das macht mich ruhig und gelassen.
Ich bin allezeit ruhig und gelassen, voller Mut, voller Energie, voller Selbstvertrauen.
Ich bin mir meiner selbst sicher, meine Gefühle sind gesund, mein Geist ist gesund,
Meine Seele ist gesund, mein Körper ist gesund.
Ich bin voller Frieden und Harmonie.
Ich bin im Lot, und dafür danke ich.

Nun kommen Sie wieder zurück in das Hier und Jetzt. Recken und strecken Sie sich bitte.

Übung: Ordnungs-Meditation

Mit Meditation lassen sich innere Harmonie, Ordnung, Gesundheit und Wohlbefinden fördern. Mit der folgenden Ordnungs-Meditation können wir uns dazu viel Gutes tun. Lesen bzw. hören Sie folgende Gedanken:

Ich tauche jetzt ein in ein wunderbares Gefühl von angenehmer Gelöstheit.
Ich entspanne mich. Ich lasse mich treiben wie ein Blütenblatt auf einem stillen See.
Ich beobachte das Blatt, und ich beobachte den See.
Ich beobachte die ganze Natur und sehe, wie überall Ordnung herrscht.
Auch ich bin ursprünglich ein Kind der Ordnung.
Darum bringe ich jetzt Ordnung in alle Bereiche meines Leben,
> *in meine Arbeit,*
> *in meine äußere Erscheinung,*
> *in meine Gedanken,*
> *in meine Worte,*
> *in meine Gefühle,*
> *in meine Beziehungen,*
> *in meine finanziellen Angelegenheiten.*
Ich hülle alles in Ordnung ein.
Ich bejahe die Ordnung in allem, was mich umgibt und durchdringt.
Ich spüre in mir Ordnung, reine, klare Ordnung.
Ich spüre, dass ich mich dadurch auf dem Weg nach oben befinde.
Ich lasse jetzt die Sonne der Ordnung in meinem Herzen aufgehen,
damit Freude, Friede, Fröhlichkeit und Zuversicht in mir wohnen können
und ich mehr und mehr spüren kann, wie gut es mir geht.

4.3 Energie als Lebens- und Heilkraft

In Zukunft wird Energie zentral wichtig für die Erhaltung von Gesundheit. Wir leben in einer energieraubenden Zivilisation. Stress, Herausforderungen, Entscheidungen, Konflikte und Lebensumbrüche zehren an unserer Energie. Die Energie, die einem Menschen zur Verfügung steht, entscheidet darüber, ob er gesund bleibt bzw. wird.

Energie-Mobilisierung und Regulation

Manchmal treffen wir Menschen, Kollegen, die mit gebeugten Schultern, missmutig und mit verdrossenem Gesicht daherkommen. Die Energie reicht nicht mehr für einen aufrechten Gang und ein freundliches, powervolles Auftreten. Wir kennen aber auch Menschen voller Energie und Lebenskraft, freudestrahlend, voller Tatendrang. Energie ist die Quelle körperlichen, geistigen und emotionalen Wohlbefindens, unserer Lebensfreude und Leistungsfähigkeit. (Vgl. F. Decker, Brigitte Bäcker, Kinesiologie mit Kindern, Ravensburg 1997).

Ohne Energie arbeiten Körper, Geist und Psyche nicht richtig, haben wir keine Gefühle – außer dumpfen - ‚können wir keinen klaren Gedanken fassen, unsere geistigen Aufgaben nicht erfüllen und auf Dauer gesund bleiben. Chronische Müdigkeit, Stimmungsschwankungen, Nicht-gut-Draufsein scheint eine Zivilisationserscheinung zu sein.

Ursache ist oft der gestörte Energiefluss, sind Energieblockaden (vgl. F. Decker, Energie-Balance finden. Petersberg 2004, ders. 21 Übungseinheiten zur persönlichen Energiegewinnung, Petersberg 2004). Die Energie wird fehlgeleitet, weil sie für Stress, Lebenskrisen, Konflikte verwandt wird.

Energie-Balance

Es kommt für das Gesundbleiben und das Gesundwerden sowie für die Lebensqualität wesentlich darauf an, die persönliche Energie-Balance zu halten. Das bedeutet, innere und äußere Energie-Räuber zu meiden.

Energie-Räuber sind:
- Starke Umweltreize
- Große Informationsverarbeitung
- Aufputschmittel, z.B. Zucker
- Emotionale Erschütterung
- Körperblockaden
- Mentale Überlastung

Wir sollten mit unseren Energien zielgerichtet umgehen, haushalten und für Energie-Balance sorgen. So lassen sich auch Energiemangel-Krankheiten bzw. Erschöpfungssyndrome vermeiden.

Zusammenfassend ergibt sich folgendes moderne Energie-Stärkungs-Konzept. (Siehe Schaubild)

Das moderne Energie-Stärkungs-Konzept

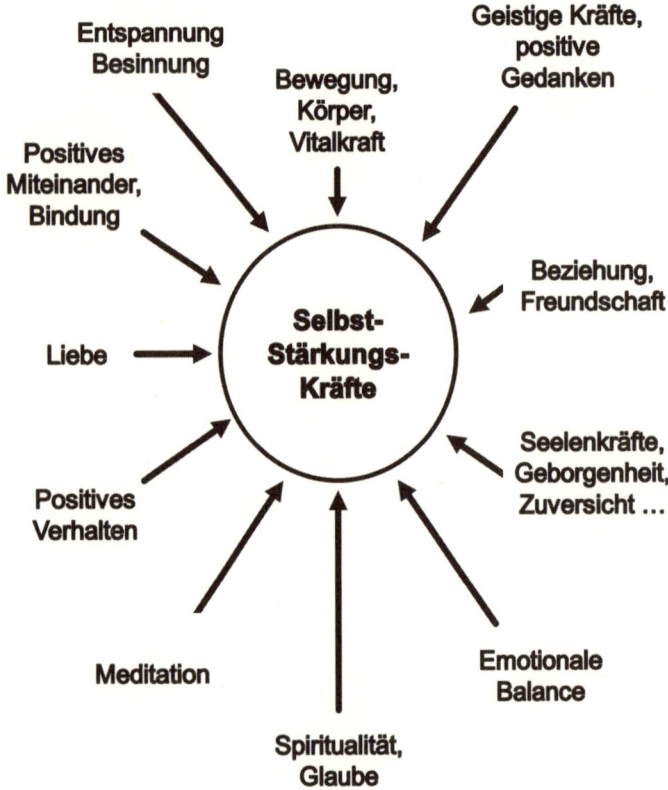

Entspannung
Besinnung

Bewegung,
Körper,
Vitalkraft

Geistige Kräfte,
positive
Gedanken

Positives
Miteinander,
Bindung

**Selbst-
Stärkungs-
Kräfte**

Beziehung,
Freundschaft

Liebe

Seelenkräfte,
Geborgenheit,
Zuversicht ...

Positives
Verhalten

Meditation

Spiritualität,
Glaube

Emotionale
Balance

Zusammenhang zwischen Denken, Fühlen, Handeln, der
Ich-Selbst-Stärkung und der Beziehungsstärkung

Positive Energien mobilisieren –
Ein Übungsprogramm

Positive Energie ankern

Ankern ist eine grundlegende Technik des NLP. Es ist im Leben wichtig, komplexe Gefühlszustände schnell abzurufen, z.B., um negative Gefühle zu kompensieren, zu neutralisieren. Durch die Technik des Ankerns können wir Emotionen, die wir in realen oder in visualisierten Situationen empfunden haben, in das Zellgedächtnis des Körpers einschließen. Handelt es sich dabei um positive geankerte Emotionen bzw. um mentale Vorstellungen, so können wir in jede negative Situation, die aufkommt, ganz schnell einen Schub guter, positiver Energien einbringen, die negative Situationen neutralisieren oder die durch Stress-Situationen entstandenen Energieblockaden wieder auflösen bzw. durchbrechen.

Ein positiv geankertes Gefühl, eine mentale Aufstellung kann ich jederzeit wieder abrufen, abfeuern, freisetzen, z.B., um mein Wohlgefühl, Gleichgewicht zu erhalten bzw. wiederzugewinnen. Anker werden z.B. in der Mentalberatung gezielt eingesetzt, um unsere inneren Zustände zu steuern, zu regulieren, z.B., um dafür zu sorgen, dass ich trotz eines negativen Gefühls im Gleichgewicht bleibe. Ein Beispiel für einen gezielt gesetzten Anker ist der Knoten im Taschentuch. Der Knoten ist ein äußerer Reiz, der in unserem Gehirn eine bestimmte Erinnerung aktiviert.

Das Ankern von positiven Gefühlszuständen, von positiven Erlebnissen oder Vorstellungsbildern kann uns also helfen, unser Körper-Geist-Emotions-Gleichgewicht und unsere Balance im Leben zu erhalten.

Erfolg visualisieren

Ihr Kind schreibt eine schwere Klassenarbeit. Der Vater hat heute im Betrieb ein schwieriges Gespräch, (z.B.: Er will eine Gehaltserhöhung), die Mutter hält heute Abend den ersten Vortrag in ihrem Leben. Sie wollen unbedingt die Stelle, für die Sie sich beworben haben, auch bekommen und dann beim Vorstellungsgespräch gut drauf sein, alle Energien gezielt auf den Erfolg ausrichten.

Quälende Gedanken, negative Gefühle, Versagensängste, Stress blockieren Ihren Energiefluss. Die Verspannungen lösen Sie z.B. durch Kopf-Übungen, durch Jogging, Walking oder durch Nackenmassage. Dann programmieren Sie sich mental, indem Sie sich den Erfolg Ihrer Verhandlung, Bewerbung, Klassenarbeit bildlich vorstellen.

Wir müssen unseren Organismus auf Erfolg programmieren, vorbereiten, indem wir diesen Erfolg visualisieren und damit schon vorher, im Vorfeld, Nervenverbindungen anlegen, die den Erfolg programmiert haben. Ich bin mental total vom vollen Einsatz all meiner Energien und Fähigkeiten überzeugt. Durch eine solche Übung können wir erreichen, dass unsere Energie im Stirnlappen der Großhirnrinde bleibt, wo klares Denken möglich ist.

4.4 Vorstellungskraft entwickeln, visualisieren

Entspannung, Meditation und bildhaftes Vorstellen sowie Visualisieren sind das Tor zum Unbewussten, zu den unbewussten Heilkräften. Negative Bilder, Prägungen, können durch Mentaltraining transformiert, in positive innere Bilder umprogrammiert werden.

Mit Visualisierungen können wir Einfluss nehmen auf Körper, Geist und Seele, auch auf das Immunsystem. Durch klare, emotional-mentale Bilder bekommen Geist und Körper genaue Vorgaben.

4.5 Selbstheilen durch Mindcoaching

Mindcoaching als geistiger Selbstentwicklungsprozess

Peter, 35 Jahre, hatte die Möglichkeit zu einem Entwicklungs- und Wachstumssprung. Er konnte eine neue Arbeitsstelle als Abteilungsleiter antreten. Neue Herausforderungen und Lerngelegenheiten warteten auf ihn. Soll ich mich dafür entscheiden? Wie sind die neuen Kollegen? Bin ich stark und selbstbewusst, diese Herausforderungen anzunehmen?

Jeder von Ihnen kennt solche und andere Umbruchsituationen im Leben, wie z.B. das Mobbing, das sich in Betrieben ständig verstärkt. Petra fragt sich: Soll ich die Trennung von meinem Partner vollziehen? Elke überlegt, ob sie nach der aktiven Familienphase mit zwei erwachsenen Töchtern den Sprung in ein verändertes Arbeitsleben wagen will. Der Arzt offenbarte Fritz, 45, dass er zuckerkrank sei. Das bedeutet: alte Essgewohnheiten, viele Lebensgewohnheiten plötzlich ändern.

Allen Beispielen ist gemeinsam, dass die Personen vor einer mentalen Veränderungsentscheidung stehen. Wie werde ich mit solchen Herausforderungen, solchen Entwicklungs-, Umstellungs- und Problemsituationen fertig?

Wenn Gedanken, Vorstellungen, Überzeugungen, Glaubenssätze der Anfang eines erfolgreichen Wachstums und Veränderungsprozesses sind, dann wird zuerst ein Mindcoaching notwendig. Mindcoaching ist hier als Selbstentwicklungsprozess, als Mind-Selbstcoaching zu verstehen (vgl. Franz Decker, MindCoach, Ravensburg 1997).

Wer erfolgreich sein will, sollte mental an sich arbeiten, zuerst seine geistigen Fähigkeiten entwickeln und einsetzen, sein eigener Mind-Worker, Gehirngestalter, werden. Was Astronauten zum Höhenflug verhilft, was Sportlern den Sieg bzw. hervorragende Leistungen verschafft oder im Beruf, in Schule und Leben zur erfolgreichen Entwicklung führt, ist die Arbeit an unserem Denken, an unserer geistigen Fitness, an unseren inneren Kräften, die uns die Stärke geben, unseren Weg zu gehen. Es ist also ein mentales Training notwendig, um Erfolg zu haben.

Mind-Working ist also der Prozess der persönlichen Gestaltung und Entwicklung durch die bewussten und unbewussten geistigen Kräfte, die jeder von uns besitzt und die nur darauf warten, mobilisiert und zielgerichtet eingesetzt zu werden.

Jedes Ziel, jeder Wachstumsschritt, jede Problemlösung wird immer zuerst im Geist vollzogen. Das gelingt aber nur durch Mind-Working, d.h. durch geistige Arbeitsweisen wie Entspannung, geistige Bilder (Visualisierungen) entwerfen, durch Konzentration u.a. Bei vielen Sportlern liegt die Begrenzung des Erfolgs trotz großen körperlichen Trainings im Mentalen und, davon abhängig, in der Psyche: Gedanken, die am Erfolg zweifeln lassen, die das Selbstbewusstsein stören und die Psyche irritieren: nasse Hände, Verkrampfung der Muskulatur, geringer werdende Kräfte, schwindende Konzentration und Fixierung auf das Ziel. Aber dieser Vorgang der fehlenden Mindfitness vollzieht sich nicht nur im Sport, sondern das kann auch in einem Bewerbergespräch, bei einer Auseinandersetzung, einem Konflikt passieren. Meine Persönlichkeit, mein Selbstbewusstsein, mein Selbstvertrauen waren nur bedingt entwickelt und wurden in solchen Situationen erschüttert.

Haben Sie auch schon einmal solche Situationen erlebt? Welche waren es? Unterbrechen Sie hier das Lesen und überlegen Sie einen Augenblick. Wie haben Sie sich in solchen Situationen gefühlt, was haben Sie gedacht, getan?

Vielleicht haben auch Sie sich in der Vergangenheit zu sehr auf das Training von Äußerlichkeiten, von Wissen und Tun konzentriert und zu wenig Ihr Inneres, Ihren Mind trainiert, Ihre geistigen Fähigkeiten, Kräfte und Sicherheiten, Ihr Selbstvertrauen, Ihre psychische, mentale Stabilität. Vielleicht konnten Sie nicht zum richtigen Zeitpunkt, z.B. in einer kritischen Situation alle Energie darauf richten und das Problem im Vollbesitz all Ihrer Kräfte lösen. Niemand, aber auch niemand, auch keine kritische Situation, kann Ihnen dann Ihre Energien abziehen und Ihre Fähigkeiten erschüttern. Als erfolgreicher Mind-Worker/In sind Sie immer im Vollbesitz Ihrer ganzen, zur Verfügung stehenden geistigen, psychischen und körperlichen Kräfte. Voraussetzung für Ihren Erfolg sind Fähigkeiten wie Konzentration, Entspannung, Selbstbewusstsein, also Mind-Gestaltung, Mind-Working. Erfolgreich sein bedeutet also hier: Das Potential, das in mir steckt, zur Entfaltung zu bringen und die Hindernisse, die meiner Entfaltung im Wege stehen, in den Griff zu bekommen. Im einzelnen wird dieses Ihr persönliches mentales Erfolgsprogramm in Kapitel 3 dargestellt.

Anlässe persönlicher Entwicklung

Fasst man die dargestellten Herausforderungen bzw. Situationen, Spannungen oder Lebens-Engpässe, die zu persönlichen Entwicklungen, zu Veränderungen führen, zusammen, so ergeben sich folgende Anlässe bzw. Arbeitsbereiche für das Mind-Working:

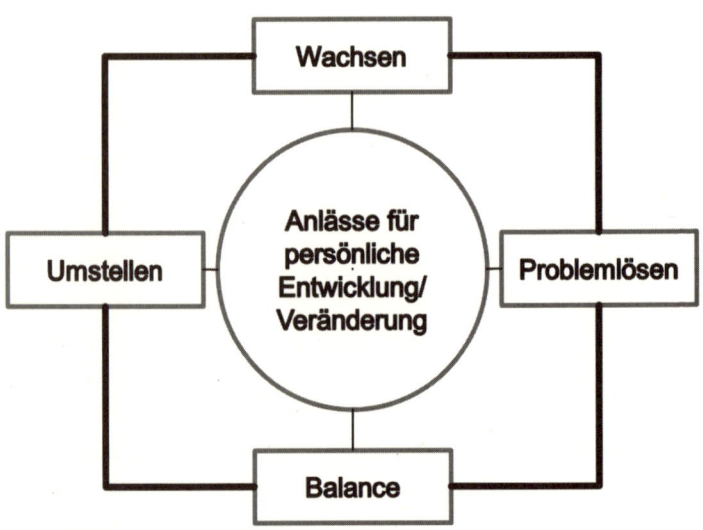

Wachsen

Immer mehr Menschen wollen dazulernen, noch besser werden, an sich arbeiten, die eigene Persönlichkeit weiterentwickeln, eigene Schwächen in Stärken verwandeln, selbst wenn es keinen äußeren Anlass dazu gibt. Petra, eine Seminarteilnehmerin, meinte: „Ich will mich nach vorwärts entwickeln, meine alten Kindheits-Auffassungen ablegen. Vieles von meinem Jugend-Denken passt heute nicht mehr. Auch ein Teil meiner Überzeugungen, Glaubenssätze, die noch von meinen Eltern stammen, haben für mich heute keine Gültigkeit mehr, wie z.B.:„Hier wird immer gegessen, was auf den Teller kommt, und zwar alles" oder „Das schaffst du ja doch nicht". Hier habe ich also noch viel zu tun, noch tüchtig Mind-Arbeit zu betreiben.

Umstellen

Ein weiterer Arbeitsbereich für das Mind-Working ist das Umstellen. Überlegen Sie einmal, wie oft Sie sich schon umstellen mussten, im Privatbereich, im Beruf, in der Beziehung. Bisher haben wir das so gemacht – jetzt kommt plötzlich von oben die Anweisung, es anders zu machen. Berufliche Umstellung ist ein permanenter Prozess, aber auch das Umstellen von Lebensgewohnheiten. Ich habe immer gerne Kaffee getrunken oder geraucht oder gerne Süßigkeiten gegessen. Plötzlich sagt mir der Arzt: „Sie müssen vollständig auf das Rauchen, die Süßigkeiten, den Kaffee verzichten. Ihre Gesundheit macht das notwendig." Diese Umstellung ist in erster Linie eine Mind-Working-Aufgabe. Das kann man mit folgendem Bild vergleichen: Wenn es regnet, sucht sich das ablaufende Wasser kleine Furchen in der Erde, Flussbette, und zwar an Hindernissen vorbei oder herum. Je mehr Regen kommt, je größer werden die Kraft des Wassers und je tiefer und breiter die Wasserwege.

So ist es auch mit den Gedanken. Je öfter wir an die Lösung, die neue Gewohnheit denken, je mehr gräbt sie sich bei uns ein, prägt sie uns. Negative, alte Gewohnheiten, Ängste, fehlende Mind-Fähigkeiten stellen Begrenzungen für neue Gewohnheiten dar. Liebgewordene, noch gültige Gewohnheiten geben jedoch Halt und Geborgenheit.

Problemlösen

Mit welchen Problemen haben Sie im Alltag, mit sich selbst zu kämpfen? Es gibt eine Fülle von Alltagsproblemen, mit denen wir uns herumschlagen, die uns quälen. Ich bin zu schnell auf 150 erregt, lasse mich zu schnell aus der Ruhe bringen, vielleicht bin ich auch ein ängstlicher Typ, kann mich nicht entscheiden. Vielleicht quälen mich aber auch unbewusste Konflikte, z.B. zwischen zwei Glaubenssätzen: „Das tut man nicht – andererseits hätte ich aber Lust dazu". Ein anderes Beispiel: „Ich möchte gerne abnehmen – aber das Essen brauche ich, um meinen Arbeitsfrust abzulegen."

Probleme liegen aber nicht nur in meiner eigenen Persönlichkeit, sondern auch im Zwischenmenschlichen. Ilse meinte: „Wenn mein Chef mir etwas sagt, bin ich sofort von Sinnen, kann nicht mehr klar denken. Vor meinem Schwager habe ich regelrecht Angst. Ein normales Gespräch ist nicht möglich. Wie kann ich bloß meine Angst abbauen. Ich glaube, ich muss zuerst meine eigene Einstellung ändern". Es gibt bei jedem von uns sicher eine Fülle von Problemen zu lösen. Wichtig sind dabei nicht die Probleme, sondern die Lösungen, und diese sind oft durch eine andere Einstellung, eine andere Sicht der Probleme (Reframing) zu erreichen. Viele Probleme lassen sich vermeiden bzw. auflösen, wenn wir uns ändern. Oft brauchen wir auch Probleme, Störungen und auch Leiden, um den Rahmen der bisherigen Gewohnheiten und Verhaltensweisen zu verlassen bzw. um zu erkennen, dass in unserem Leben etwas nicht mehr stimmt bzw. fehlt. Probleme sind zu lösende Aufgaben bzw. Anlässe für Veränderungen, z.B., wenn

*   wir mehr Freude und Lebendigkeit suchen
*   wir uns im Leben anders verhalten, neu orientieren wollen
*   wir in Partnerschaften einen neuen Ansatz suchen

- wir Probleme, Glaubenssätze aus der Kindheit, die heute störend sind, verändern wollen.

Balance herstellen

Ein weiterer wichtiger Arbeitsbereich des Mind-Working besteht darin, die Balance zwischen unterschiedlichen Positionen, Einstellungen, Meinungen, Vorgängen herzustellen, z.B. zwischen

- Ruhe und Aktivität
- Entspannung und Anspannung
- innerem Denken, Empfinden und äußerem Verhalten
- Sicht in mein Inneres (innere Wahrnehmung) und Außenorientierung
- Selbstbestimmung und Fremdbestimmung
- Arbeit und Freizeit
- Ich-Orientierung und Wir-Orientierung
- Stimmungsschwankungen (hoch-/tief)

Mit den notwendigen Mindfitness-Fähigkeiten und den Methoden zur mentalen Selbstgestaltung (Mindcoaching, Mind-Working) ausgestattet, lassen sich neue Ideen, Glaubenssätze, Denkmuster und Ziele entwickeln und auch die notwendige Motivation für diese Lern- und Veränderungsprozesse. Die so geformten inneren Zustände beeinflussen unser Verhalten und Tun und letztlich den Erfolg. Alles beginnt zuerst im Kopf.

Mind-Coaching in sechs Schritten

Mind-Coaching ist ein Prozess. Unser Unterbewusstsein und auch unser Bewusstsein ändern sich nicht sofort. Im Folgenden wird ein solches Erfolgsprogramm in sechs Schritten für Ihr persönliches Mind-Working vorgestellt.

Das mentale Erfolgsprogramm arbeitet sowohl mit den 20 Prozent unseres geistigen Potentials, dem Bewusstsein, aber primär mit den 80 Prozent des Unterbewusstseins, und zwar in folgenden Schritten, die hier im Überblick dargestellt werden:

Zugang zu den eigenen Ressourcen

Der Weg zum Bewusstsein und vor allem Unterbewusstsein und damit zum Lebenserfolg führt über Tiefenentspannung. Diese Entspannung ist vor allem das Zugangstor zum Unterbewusstsein. Wir kommen an unsere Einstellung, die geistigen Kräfte und die programmierten Erfolgsprogramme im Unterbewusstsein nur heran, um sie durch neue zu ersetzen, wenn wir den speziellen Schlüssel besitzen.

Ziel dieses ersten Schrittes zur mentalen Selbst- und Umgestaltung, also des Mind-Coachings, ist Folgendes:

In einen Zustand der Tiefenentspannung gehen
(Auf Tauchstation gehen)

- **Hausputz halten:** Sich Klarheit über die Veränderungssituation schaffen, Prioritäten setzen und den ersten Schritt fest fixieren

- **Müll beseitigen**: Entscheidungshemmer bzw. Müllhaufen, Gegenspieler-Gedanken, die mich hindern, mit der Veränderungsarbeit zu beginnen, aus dem Weg räumen

- **Eine Vision entwickeln,** die mir Mut und Kraft für einen neuen Beginn gibt.

So wird der Weg frei für den Mind-Coaching-Prozess: Ich will, ich werde, ich tue!

Zielklärung
Aktiv entspannt sein bedeutet also: leicht abgeschaltet haben. Wir können in diesem Zustand auch bewusst und zielgerichtet uns auf den eigenen Erfolg vorbereiten. Wir entwickeln im Rahmen dieser Alpha-Entspannung unsere Zielvorstellungen, klären unsere Schwächen und Stärken ab und visualisieren die neuen Ziele bzw. Erfolgsprogramme und die Problemlösungen.

Beispiel für ein Ziel:
„Ich esse vollwertig, viel Obst, Gemüse!"
„Ich bin als Abteilungsleiter der richtige Mann!"

Energiebalance

Für dieses Ziel, diese Problemlösung mobilisieren wir jetzt Energien, sammeln bzw. tanken neue Kräfte und bringen uns in den optimalen Zustand, in eine Balance zwischen Spannung und Entspannung, trainieren unsere Konzentration und Vorstellungskraft. Durch diese Energiemobilisierung können wir auch die 80 Prozent unseres geistigen Potentials nutzen.

„Wer seinen Geist auf einen
Punkt zu sammeln weiß,
dem ist kein Ding unmöglich.“

Gautama Buddha

Energien bündeln, nicht verzetteln

Für den Erfolg im Leben und bei der Zielerreichung kommt es wesentlich darauf an, ob Sie Ihre Energie bündeln, d.h. über Ihre Aufmerksamkeit richtig lenken können und sich nicht ablenken bzw. verzetteln lassen.

Übung

- Stellen Sie sich vor, Sie sitzen bequem in einem Sessel an einem ruhigen Ort, in Ihrem Wohnzimmer und wollen sich auf Ihr Ziel konzentrieren und Energien mobilisieren. (Vgl. dazu Tom Wujec, Schneller schalten als andere, Genf 1991, S. 27).
- Stellen Sie sich vor, Sie besitzen insgesamt hundert Volt Aufmerksamkeit, Sie setzen jedesmal, wenn Sie über etwas nachdenken, sich mit etwas beschäftigen, eine bestimmte Menge dieser geistigen Energie ein, sind also produktiv.
- Sie lassen sich aber auch ablenken bzw. sind zerstreut. Dadurch wird ein Teil der Energie von Ihrer eigentlichen Aufgabe abgezogen, d.h. verschwendet. Deshalb konzentrieren Sie sich.
- Stellen Sie sich vor, dass Ihr Körper in Ihrem Sessel allmählich eine unbequeme Haltung einnimmt, einige Muskeln verkrampfen sich. Dadurch wird ein Teil Ihrer Auf-

merksamkeit von Ihrer Mentalarbeit abgezogen und in Ihrem Körper entsteht eine Energieblockade. Ihre Energie kann nicht mehr harmonisch durch Ihren Körper fließen. Achten Sie also bei Ihrem Mind-Coaching auf eine aufrechte und entspannte Körperhaltung.

- Stellen Sie sich vor, dass Sie nun zu allem Übel auch noch von einer Lustlosigkeit bzw. Müdigkeit befallen werden. Sie sitzen vielleicht zu bequem und spüren einen inneren Konflikt in sich. Der eine Teil möchte nicht weitermachen, lieber schlafen. Der andere Teil in Ihnen repräsentiert das Pflichtbewusstsein. Und wieder sind Aufmerksamkeit und Energie abgezweigt worden. Vielleicht ist es dann doch besser, zuerst eine Pause zu machen, zu schlafen oder neue Energien aufzuladen, sich mit neuen Motivationen zu kräftigen.

Bei vielen Menschen ist es so, dass sie für ihre Aufgaben nur einen geringen Teil ihrer geistigen Energie und Aufmerksamkeit benutzen. Unser Denken gerät in Unordnung, wir sind zerstreut. Das ist sicherlich auch Gewohnheit. Wir müssen also üben, uns wieder hundertprozentig auf eine Aufgabe zu konzentrieren, statt unseren Kopf mit einer Flut von Reizen, von Tönen, von Texten und Bildern zu überschwemmen.

Übung: Geistiges Lockern

Um alle zur Verfügung stehenden Energien voll zu nutzen, sollten Sie sich zuerst
- geistig lockern,
- dann den Kopf leerlaufen lassen, d.h. sich entspannen

Bevor man sich sportlich betätigt wärmt man sich auch auf, lockert sich. Wenn wir unsere Denkmuskeln vor dem Mind-Working lockern, werden sie nachher umso leistungsfähiger.

Geistiges Lockern bedeutet
- seine Aufmerksamkeit zu sammeln und
- sein Bewusstsein auf das Hier und Jetzt zu richten
- sich von dem Drang zu befreien, jedem einzelnen Gedanken, der einem in den Kopf kommt, nachzugehen.

Übung: Gedanken ziehen lassen

- Setzen Sie sich aufrecht auf einen Stuhl und schließen Sie die Augen und entspannen Sie sich.
- Lassen Sie über Ihre Vorstellung Ihren Körper locker und schlaff werden. Ihre Muskeln entspannen sich.
- Richten Sie Ihre Aufmerksamkeit eine Zeitlang nur darauf, wie sich Ihr Körper bzw. die einzelnen Körperteile anfühlen.
- Verlagern Sie nun Ihre Aufmerksamkeit allmählich auf Ihren Atem. Konzentrieren Sie sich auf die Luft, die durch Ihre Nasenlöcher strömt.
- Erlauben Sie es Ihrer Atmung, immer ruhiger und gleichmäßiger zu werden, während Sie ein- und ausatmen.
- Wenn ablenkende Gedanken Ihnen in den Kopf kommen, lassen Sie sie wie Wolken vorbeiziehen und richten Sie Ihre Aufmerksamkeit wieder auf Ihren Körper.
- Lassen Sie nun alles los, vollständig, tauchen Sie tief in das warme Gefühl der Entspannung ein.
- Werden Sie innerlich so still, dass Sie spüren, wie Ihr Herz in Ihrem ganzen Körper schlägt.

- Jetzt kommen Sie langsam wieder in die Realität zurück. Recken und strecken Sie sich und öffnen Sie Ihre Augen.

Mentales Selbst-Programmieren

In diesem entspannten und energievollen Zustand können wir unser Ziel in das Unterbewusstsein programmieren. Das geschieht z.B. durch Visualisierung von Gedanken, Zielen, Bildern.

Anleitung zum mentalen Programmieren

Sie sollten sich täglich mit Ihrer Zielerreichung beschäftigen. Suchen Sie sich einen Zeitpunkt aus, entweder morgens nach dem Aufstehen oder abends, wenn Sie zur Ruhe gekommen sind. Setzen bzw. legen Sie sich immer, wenn möglich, zur selben Zeit und am selben Ort hin. Nun beginnen Sie mit zwei vorbereitenden Übungen.

Übung 1: „Ich bin bereit."

- Lockern Sie alles, was Sie beengt, körperlich und geistig. Lassen Sie sich Zeit zum Entspannen und schließen Sie die Augen. Wenn Sie möchten, können Sie eine Meditationsmusik bzw. eine bestimmte Barockmusik im Hintergrund laufen lassen.
- Sprechen Sie, wenn Sie entspannt sind, folgende formelhafte Aussagen in Gedanken zu sich selbst und stellen Sie sich diese bildhaft und mit voller Überzeugung vor:

- Ich bin ganz ruhig und entspannt.
- Ich habe jetzt Zeit.
- Ich erreiche mein Ziel, ich glaube fest daran.
- Gedanken kommen, Gedanken gehen. Ich denke nur an meine Zielerreichung.
- Gedanken, die mich ablenken, setze ich auf eine Wolke und lasse sie vorbeiziehen.
- Ich atme ruhig ein und aus, Kraft und Energie ein.
- Immer mehr Ruhe und Energie erfüllen mich. Der Glaube an mein Ziel wird stärker und stärker.
- Ich spüre ein wohliges, warmes, angenehmes Gefühl und diese Wärme geht durch meinen ganzen Körper. Ich fühle mich voll wohl.

Übung 2: Mein Ziel auf meinem Bildschirm

Bleiben Sie in diesem Zustand der Entspannung und des Überzeugtseins von Ihrer Zielerreichung.

- Visualisieren Sie Ihr Ziel auf Ihrem geistigen Bildschirm. Stellen Sie sich auf einem Standbild eines Films vor, wie Sie am Anfang einer Aufgabe stehen.
- In einem zweiten Bild sehen Sie sich, wie Sie Ihr Ziel erreicht haben. Das Bild leuchtet in hellen Farben. Sie hören Fremde sagen: Ich gratuliere dir, du bist mit allem gut zurechtgekommen, du hast fleißig trainiert. Sie freuen sich über den Erfolg.
- Genießen Sie einige Zeit diesen Erfolg bzw. das Erfolgsbild.
- Nun gehen Sie in Gedanken auf einen Platz. Sie stehen vor einer Treppe mit sieben Stufen. Diese Treppe gehen Sie

Stufe um Stufe ganz langsam hinauf. Es ist der Weg zu Ihrem Ziel.

- Oben angekommen gehen Sie durch einen große Torbogen und kommen in eine wunderschöne, sonnige Landschaft mit Wiesen und Blumen.
- Sie suchen sich einen ruhigen Platz mitten zwischen den Blumen auf der Wiese. Sie atmen ganz ruhig.
- Jetzt sehen Sie vor Ihrem geistigen Auge Ihr Ziel. Es ist ganz klar, wie auf einem Bildschirm. Alles ist geschafft. Sie sind froh und stolz.
- Nun nehmen Sie Abschied von Ihrem Zielbild und gehen den Weg in Gedanken zurück. Sie stehen auf, gehen durch die Wiese, durch das Tor und die 7 Treppen hinunter. Sie sind noch ganz erfüllt von Ihrem Zielbild. Sie stehen jetzt wieder auf dem Platz.
- Jetzt kommen Sie wieder in die Wirklichkeit zurück, atmen tief durch, recken und strecken sich und sind wieder im Hier und Jetzt. Damit ist die Übung beendet.

Übung 3: Den Weg freimachen

- Nehmen Sie sich ein Blatt Papier und schreiben Sie darauf mit einem grünen Stift: „Ich möchte mich freimachen von ...". Sie schreiben also alle Gewohnheiten, Überzeugungen und Verhaltensweisen auf, die Sie hindern, Ihr Ziel zu erreichen.
- Dazu setzen Sie sich hin, entspannen sich und horchen dann in sich hinein, welche Antworten und Überlegungen Ihnen kommen. Diese schreiben Sie dann auf.

Die folgende Übung kann Ihnen helfen, Ihre Gewohnheiten zu ändern. Überlegen Sie, wie Sie Ihre Gewohnheiten ändern können. Dazu hier ein Beispiel.

Mentales Programm: Essverhalten ändern

Erika hatte die Gewohnheit, dass sie immer, wenn sie in Stress geriet, wenn ihre Belastung wuchs, sich mit großen Mengen Essen befriedigte. Sie aß dann die doppelte und dreifache Menge von dem, was sie sonst aß. Dieses Verhalten wollte sie ändern. Um dieses Verhalten zu ändern, muss sie ihre vorhandenen Programme bzw. Denk-, Fühl- und Verhaltensweisen durch neue ersetzen. Das kann hier geschehen, indem Erika ihrem Unterbewusstsein durch Negativ-Szenen verdeutlicht, dass die alten Programme nicht mehr stimmen. Diese sagen: Bei Stress musst du viel essen. Das tut dir gut.

Übungsanleitung
Suchen Sie nach negativen Erlebnissen, die einem Alptraum gleichkommen. Vielleicht wurde es Ihnen schlecht, als Sie zu viel Brötchen mit Fleischkäse gegessen haben. Schreiben Sie sich drei Szenen auf.

- Womit ging dieses übermäßige, stressbedingte Essen einher? Mit Trauer, Erschöpfung, Einsamkeit, Ratlosigkeit, Erbrechen?
- Ihr Unterbewusstsein erfasst dann sehr schnell, dass solche Negativ-Erlebnisse nicht mehr tragbar (ca. drei bis zwanzig Tage) und die alten Programme nicht mehr auszuhalten sind. Sie verdeutlichen die eigene missliche Situation und geben Kraft für neue Muster.

- Diese Negativ-Szenen werden dann durch neue Positiv-Szenen ersetzt. In diesen Positiv-Szenen erhält Ihr Unterbewusstsein ein neues Programm, sozusagen ein Austauschprogramm. Schreiben Sie sich vier solcher Passiv-Szenen auf.
- Um solche neuen Programme in Ihrem Bewusstsein und Unterbewusstsein zu verankern, sind ca. 3-6 Monate bei täglichem Üben notwendig, wenn auch die ersten Wirkungen eines veränderten Essverhaltens bereits nach drei bis zwanzig Tagen auftreten.

Durchführung der Übung

1. Entspannen Sie sich, schließen Sie die Augen.
2. Visualisieren Sie zuerst die Negativ-Szenen, dann Ihre Positiv-Szenen (siehe Schaubild 16a).
3. Wichtig ist, dass Sie sich diese Szenen klar, hell und „emotional geladen" vorstellen. Die Negativ-Szenen sollten Ihnen wie ein Alptraum vorkommen, so dass das Bedürfnis, in die Positiv-Szenen zu gehen, Ihnen wie eine Erlösung vorkommt.

Affirmationen – Selbstsuggestion

Entwickeln Sie eine Botschaft, d.h. einen kurzen Satz, den Sie sich immer wieder engagiert und im entspannten Zustand vorsprechen oder denken. So hilft Ihnen das Unterbewusstsein.

Visualisieren der Botschaft

Eine Botschaft könnte lauten: „Ich esse vollwertig. Das schmeckt toll und bringt Energie. Diese Botschaft bzw. Affirmation visualisieren Sie jetzt mit folgender Übung:

Übung: „Ich sehe es auf der Bildtafel."

- Wenn Sie eine solche Botschaft aussprechen, dann verwandeln sie diese in ein Bild, ein farbiges, deutliches Bild.
- Stellen Sie sich dieses auf einer Wand-Bildtafel vor. Sie sitzen vor dieser Tafel und nehmen das Bild in sich auf. Das gilt natürlich nur für positive Aussagen.
- Wenn es Ihnen nicht gelingt, eine Botschaft zu visualisieren, d.h. daraus ein Bild zu machen, dann schreiben Sie diesen Satz deutlich und groß mit weißer Kreide auf die Wandtafel. Beispiel: „Meine Gedanken werden immer häufiger positiv." Diesen Satz schreiben Sie dann vor Ihrem geistigen Auge auf die Wandtafel.
- Lassen Sie die gesehenen Bilder und geschriebenen Sätze voll auf sich einwirken. Atmen Sie dabei tief ein und aus.

Öko-Check
Mentales Programmieren ist ein einmaliger Vorgang, lässt sich nicht durch Knopfdruck bewirken, sondern muss geübt, trainiert werden. Das ist auch Arbeit, d.h. Mind-Working. Das neue Programm sollte auch auf seine Alltagstauglichkeit geprüft werden. Kann ich so mit diesem neuen Programm in meinem bisherigen Umfeld leben, erfolgreich sein? Vielleicht brauche ich auch noch einen Programm-Korrektor. Habe ich die Möglichkeit, vollwertig zu essen? Täglich? Wie? Wann?

Mein neuer Alltag –Praktische Erprobung
Das so fixierte Programm muss auch in die Tat umgesetzt werden. Aus der neuen Einstellung und Vorstellung wird die neue Praxis – durch Tun, Handeln, Erprobung.

So wird aus einem ersten Gedanken eine neue Fähigkeit, ein

neues Verhalten, neues Handeln. Die Chinesen sagen: „Jede große Reise beginnt mit einem ersten Schritt."

Zusammenfassend ergibt sich ein
Mindenergetic-Programm für die Selbstheilung:

1. Mit allen Sinnen visualisieren. Ein Bild sagt mehr als tausend Worte.
2. Tiefenentspannung als Grundlage
3. Tun Sie etwas für den Körper, z.B. Yoga.
4. Den inneren Dialog nutzen
5. Gefühle in die Balance bringen, optimistisch stimmen
6. Liebevoller Umgang mit sich selbst, arbeiten am Selbstbewusstsein
7. Entwickeln und gestalten Sie Lebensziele und Zukunftspläne durch Mindcoaching.
8. Meditieren Sie regelmäßig.

5.
Ein ganzheitlicher Selbstheilungsansatz

> „Meine Patienten waren sehr gesundheitsbewusst – ernährten sich vegan, trieben Sport, schliefen ausreichend. Und doch hatte ich noch nie so kranke Menschen erlebt."
>
> **Dr. med. Lissa Rankin, Interview in „Happinez", März 2015**

Lissa Rankin, Autorin des Buches „Mind over Medicine" hatte ihre Patienten grundlegend untersucht, z.B. mit Labortests, und mit Medikamenten versorgt.

Den ganzen Menschen beachten

Was Dr. Rankin fehlte, war die Kenntnis über die allgemeine und persönliche Lebensweise der Patienten, die Lebensumstände, ihr Denken und ihr Fühlen. Neben die medizinische Diagnose muss deshalb eine Erfassung der Lebens- und Denkumstände treten. Dabei ergeben sich folgende Fragen:

- Wie sehen Sie sich selbst?
- Was lieben und schätzen Sie an sich?
- Was fehlt Ihnen im Leben, um glücklich zu sein?
- Haben Sie gute Freunde, gute Beziehungen?
- Ist Ihre Arbeit erfüllend?
- Was gibt Ihnen Kraft?
- Haben Sie auch Zeit für sich?
- Haben Sie Stress, Konflikte?
- Gibt Ihnen Ihr Lebensstil Energie?

Die modernen Zivilisationskrankheiten werden in der Entstehung und im Verlauf wesentlich von den Lebensbedingungen, dem Lebensstil und der inneren Geist-, Psyche-, Seele- und Spiritualitäts-Qualität des Einzelnen wie durch die Persönlichkeit und die Selbstkräfte beeinflusst.

Selbstheilung bezieht sich daher auf die Gestaltung und Selbstregulierung des Dreiklangs von Lebens-, inneren Ressourcen- und Selbstkräftequalität.

Es ist Aufgabe eines jeden Einzelnen, für
• ein gesundes Leben, für Lebensqualität und die Heilkraft des Lebens,
• eine Geist-Qualität, für psycho-emotionale Harmonie und Ausgewogenheit,
• seelisches Gleichgewicht, Geborgenheit, Zuversicht und
• ein spirituelles Fundament zu sorgen.

Parallel zu einem solchen Heilungs- und Stärkungsprogramm steht im Krankheitsfalle die medizinische Behandlung.

Diabetes und auch andere moderne Krankheiten verlangen einen lebensbegleitenden Lernprozess, eine tägliche Aufgabe für die Betroffenen. Neben der medizinischen ärztlichen Betreuung ergeben sich für die Betroffenen eine Fülle von Selbsthilfe-Maßnahmen, wie die Kontrolle von Blutzucker, Blutdruck, das Überwachen der Fußentwicklung, des Lebensstils und der Lebensbeziehungen. Dabei spielen die Selbst- und Persönlichkeitskräfte eine wichtige Rolle.

5.1 Die gestörte Gesundheits- und Lebensordnung regulieren

Unsere Lebensordnung ist heute oft grundlegend gestört. Wir leben in einer Zuvielisations-Gesellschaft, der Stress überfordert unser Leben, unser Denken und unsere Gefühle. Er blockiert unsere Seele und den Zugang zur Spiritualität. Das verändert auch unsere Krankheitsbilder. Moderne Zivilisationserkrankungen sind stark vom Lebensstil beeinflusst. Merkmale des modernen Lebens in der industriellen Zivilisation sind:

- Materielle Wohlstands- und Anspruchslebensweise (Zuvielisation)
- Zeitalter der Erregung und „Betäubung"
- Das stressige, überfordernde Leben
- Das gestörte erschöpfte Selbst
- Blockierte geistig-seelische Entwicklung

Unser Leben wird neben Stress und Dramatik oft durch Angst, Sorge, Depression, Stimmungsschwankungen, mentale Überforderungen, Schmerz und andere Zivilisationsleiden wie Alkoholismus, Drogensucht, Lebensumbrüche und Neubeginn geprägt.

Eine solche Lebens- und Gesundheitssituation erfordert ein neues Konzept. Selbstregulierung, Selbsttherapie werden immer wichtiger. Jeder steht in einem Prozess der Selbstregulation, der Selbstheilung, vor der Notwendigkeit, seinen Lebensstil zu verändern, die geistig-mentalen, psycho-emotionalen und seelischen Belastungen zu regulieren und die positiven

Lebens- und Heilkräfte zu stärken. Das neue Konzept setzt primär auf Gesundheitsstärkung, denn Gesundheitsstärkung bedeutet Selbstheilung. Jeder kennt seinen Lebensstil, weiß am besten, wie er mental belastet ist, wie stark ihm die negativen Emotionen zusetzen. Für diese Regulation helfen kaum Medikamente. Notwendig ist ein ganzheitliches Selbstmanagement.

Gesundheitsstärkung durch Selbstregulierung

Durch medizinische Information und Behandlung allein lassen sich heute chronische Krankheiten nicht vermeiden und wirkungsvoll therapieren. Was fehlt, ist eine zusätzliche persönliche Selbstregulation des eigenen Lebens, die Förderung von inneren Stärken und Energien zur Lebens- und Krankheitsbewältigung, eine Zivilisationshygiene wie eine Umstellungs- und Veränderungs-Kompetenz (Vgl. Franz Decker, mit Diabetes gesund leben, Radeberg 2012).

Bei einem solchen persönlichen Selbst- und Lebenskonzept geht es primär um die Stärkung des eigenen heilenden Gesundheitsfeldes, um die Regulation der individuellen Lebensumstände und die Entwicklung der Selbstkompetenz, um so die Umstellungsfähigkeit des Lebens-, Denk- und Verhaltensstils zu ermöglichen. (Erweitertes Gesundheitsverständnis).

Ein erster Schritt zu einer solchen Gesundheitsstärkung besteht darin, die übergreifenden Belastungen des Alltags abzubauen. Dazu gehören:
- Stressabbau und Spannungsbalance herstellen,
- Prioritäten setzen in einer Zuvielisations-Gesellschaft,
- Lebens-, Energie- und Berufsbalance herstellen.

Wir brauchen einen ganzheitlichen Gesundheits- und Heilansatz (Siehe Schaubild).

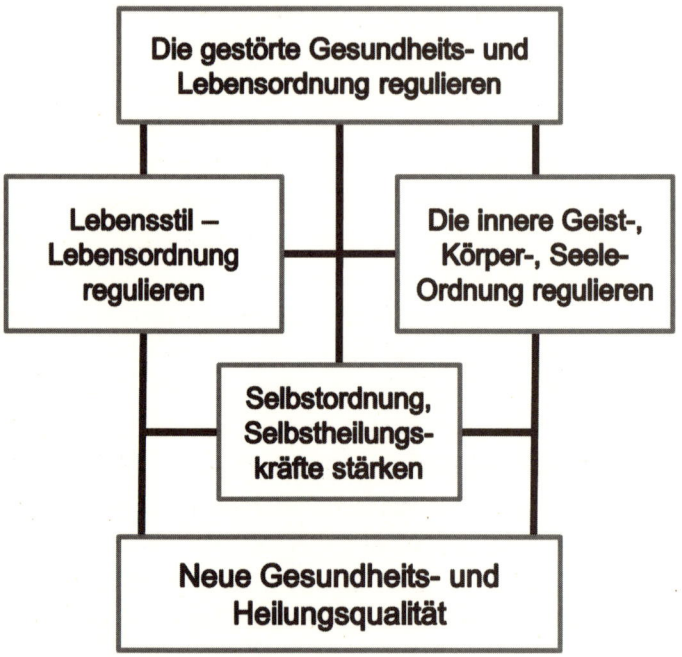

Der ganzheitliche Gesundheits- und Heilansatz
Gesundheit stärken – Krankheit behandeln

Die gestörte Gesundheits- und Lebensordnung regulieren

Lebensstil – Lebensordnung regulieren

Die innere Geist-, Körper-, Seele-Ordnung regulieren

Selbstordnung, Selbstheilungskräfte stärken

Neue Gesundheits- und Heilungsqualität

„Gesundheitsbewahrung geht über Krankheitsbewältigung."

Galenos von Pergamon, griech. Arzt, 200 v. Chr.

Positive Lebenskräfte wecken und nutzen

Es gibt Belege dafür, dass wir uns selbst heilen können. Wichtig dabei ist, sein Leben sinnvoll und gesundheitsbewusst zu führen. Dazu gehören, wie das folgende Schaubild zeigt,

- die allgemeine Lebensweise und Lebensordnung zu regulieren,
- z.B. sich nicht von Trends, vom hektischen Getriebe, vom Alltagsstress erfassen zu lassen.
- Zivilisationshygiene ist dabei notwendig, einen persönlichen Lebensstil zu entwickeln. Dazu gehören ein Leben in Balance: Energie-Balance, Spannungs-Balance, Work-Life-Balance, Zeit-Balance. Wichtig sind auch Ernährung, Bewegung, Körpergesundheitspflege.
- Moderne Gesundheitspflege und Heilung verlangen auch gute Beziehungen, eine ausgewogene Lebensordnung. Persönliche Beziehungsqualität ist wichtiger als digitale Kommunikation. 1000 Freunde im Internet setzen weniger Zuneigung, Mitgefühl und Liebe frei als persönliche Kontakte. Nicht die Quantität und Vielfalt zählen, sondern soziale Qualität und Miteinander.
- Von zentraler Bedeutung für innere Gesundheit ist die Harmonie und Qualität von Geist, Körper, Seele.
- „Wenn wir positiv denken, werden in unserem Körper Heilhormone freigesetzt. ….Unser geistiges Wohlbefinden ist ebenso wichtig, wenn nicht gar wichtiger als die Gesundheit des Körpers." (Dr. med. Lissa Rankin)

Geist und Gefühle wirken auf den Körper und die Lebens- und Gesundheitsqualität, z.B. über einen Placebo-Effekt. Mit der

Kraft der positiven Vorstellung und inneren Heilungsbildern, aber auch mit Scheintherapien werden Selbstheilungsprozesse in Gang gesetzt. Etwa 40 % der Kopfschmerzpatienten sprechen positiv auf ein Placebo an. Das Gleiche gilt für andere Gesundheitsstörungen und Krankheiten (vgl. L. Rankin, Mind over Medicine, S. 48f). Eine positive Erwartungshaltung hat also viel mit Heilung zu tun.

Wenn wir positiv, erwartungsvoll denken,
- übernimmt unser parasympathisches Nervensystem das Steuer und navigiert unseren Körper in einen ruhigen, entspannten Zustand.
- Dadurch kann eine Art der Selbstreparatur eingeleitet werden. Gesundheitsfördernde Entspannungshormone werden freigesetzt, Enzyme stoßen Reparaturprozesse an, Freie Radikale werden unschädlich gemacht.

Wir müssen nur die Voraussetzungen dafür schaffen, dass Selbstheilungsprozesse angestoßen werden und die negativen Prozesse, wie z.B. das sympathische Nervensystem, Stress, negative Gedanken, verhindert bzw. ins Positive umgewandelt werden.

Den Lebensstil optimieren

„Achtet sorgfältig darauf, wie ihr lebt; handelt nicht unklug, sondern bemüht euch, weise zu sein. Nutzt jede Gelegenheit, in diesen üblen Zeiten Gutes zu tun. Handelt nicht gedankenlos, sondern versucht zu begreifen, was der Herr von euch will."

Epheser 5, 15-17

Durch die Pflege eines ausgewogenen, vitalstoffreichen Lebensstils kann jeder selbst etwas zu einem langen und vor allem gesunden Leben beitragen.

Die einflussreichsten negativen Lebensstilfaktoren sind bei uns Stress, Fehlernährung, Rauchen, Übergewicht, Bluthochdruck, Diabetes, Bewegungsmangel, Konflikte, Lebenskrisen. Menschen in Regionen mit hohem Anteil an gesunden Hundertjährigen (z.B. Kreta, Okinawa) leben in harmonischen Familienverhältnissen, essen überwiegend pflanzliche Kost, bewegen sich bis ins hohe Alter und haben eine positive Lebenseinstellung.

Entscheidend für einen positiven Lebensstil ist, dass die individuell beeinflussbaren Faktoren optimiert werden, z.B. Ernährung, Bewegung, Konsum von gesunden Lebensmitteln, von Tabak, Alkohol, Drogen. Wichtig ist ein ausgewogenes Leben, eine Lebens-Balance (Energie-, Spannungs-, Work-Life-, Beziehungs-Balance). Es gilt, in unserer dynamischen, hektischen Zuvielisation Gehirn und Geist vor belastenden Einflüssen und vor Überforderung zu schützen. Unser Körper braucht ständig angemessene Lebensenergie. Das alles ist in Eigenverantwortung möglich.

Krankheit und Gesundbleiben verlangen nach einer neuen Lebensordnung.

Mit und nach einer Krankheit gesund leben

Jede Krankheit fordert uns auf, unsere Lebensordnung wieder herzustellen. Damit unterstützen wir unseren Organismus, unser biologisches System im Kampf gegen die „Unordnung". Chronisch Kranke brauchen eine neue Lebensordnung, einen neuen Lebensstil. Dr. med. Andres Bircher, Enkel des berühmten Arztes und Pioniers der Naturheilkunde, formulierte dies wie folgt (in: Natürlich, H. 2, 2015, S. 41):

„Ein Leben mit neuem, ganz eigenem Sinn, neuer Ordnung, mit viel Schlaf vor Mitternacht, regelmäßiger Erholung, täglichem Wandern, ein Leben mit frischer Nahrung, bei ganz hohem Anteil an vegetabiler Frischkost unter Verzicht auf alle Reiz- und Suchtmittel, mit neuer Ordnung in unseren Beziehungen."

Für Krebspatienten empfiehlt Andres Bircher folgende Lebensweise (ebenda, S. 41):

„Wissenschaftlich ist erwiesen, dass Bestrahlungen und Chemotherapien durch eine sachkundige Rohkost-Diät bedeutend besser vertragen werden und der Ernährungszustand des Kranken sich dadurch bessert. Sekundäre Pflanzenstoffe sind Inhaltsstoffe pflanzlicher Nahrung mit pharmakologischer Wirkung. Besonders wirksam gegen Krebs sind Brokkoli, Grünkohl, Tomaten, Vollweizen, Vollgerste, Sojabohnen, Aprikosen, Zitronen,

Knoblauch, Zwiebeln und Leinsamen. Durch Kochen verliert die Nahrung rund 50 % der krebsbekämpfenden Wirkung."

Grundsätzlich sind Gemüse und Früchte Heilnahrung. Wichtig sind aber auch Vitamine und Mineralstoffe, wie Zink, Selen, die Vitamine A, C, D, E, das Coenzym Q 10. Der Lebensstil bzw. die Lebensqualität spielen also eine zentrale Rolle, um gesund zu bleiben bzw. zu werden.

5.2 Die Bedeutung von Lebens- und Heilkräften

Lebens- und Heilkräfte sind Ressourcen, Fähigkeiten, die in uns selbst in unserem inneren Kern ruhen. Sie können entwickelt werden mit unserem Bewusstsein, mit unseren Gedanken, inneren Bildern, aber auch mit unserem Verhalten. Wie wir denken und fühlen, so leben wir auch.

Lebens- und Heilkräfte brauchen wir zum Gelingen des Lebens, zum inneren und äußeren Leben. Es sind

- Haltungen, Einstellungen
- Denkweisen, innere Bilder, also
- bewusste und unbewusste Muster und Kräfte

Man kann diese Lebens- und Heilkräfte vergleichen mit Tugenden. Das Wort Tugend kommt vom Althochdeutschen und bedeutet so viel wie Tauglichkeit und Kraft. Im Lateinischen lässt sich Tugend von virtus ableiten und bedeutet dann so viel wie Tüchtigkeit, Kraft, Stärke, Mut.

Danach könnten Lebens- und Heilkräfte innere Stärken und Kräfte sein, die wir brauchen, um Lebensumstände, Krisen, Konflikte, Krankheiten wieder einer Ordnung zuzuführen. Lebens- und Heilkräfte können aus einer „Unordnung" eine Ordnung, eine Heilung machen.

Es geht bei den Lebens- und Heilkräften nicht um äußere Taten, Geschehnisse, also nicht z.B. um Sporttreiben, sondern primär um Haltungen, um Lebens- und Denkeinstellungen, um emotionale und mentale Kräfte, die für ein gesundes Handeln unverzichtbar sind. Es sind die inneren Antriebe in uns.

Lebens- und Heilkräfte sind wesentlich an die Person, an ihr Denken, Fühlen, an ihre Spiritualität und die Seele gebunden. Sie motivieren, Gutes zu tun. Sie dienen dem Leben, der Gesundheit, der inneren und äußeren Ausgeglichenheit durch ihre Haltungen, Verhaltensweisen, Denkmuster und positive Emotionen. Durch sie kann das Leben gut werden und gelingen, können wir uns den Herausforderungen des Lebens stellen.

Lebens- und Heilkräfte sind in einer Zeit der Dominanz von Zeitgeist, dem Verlust an Haltungen, positiven Emotionen und Gedanken von besonderer Wichtigkeit. Sie wollen dem Leben des Einzelnen besonders in Zeiten von Krisen, Konflikten, von Krankheiten dienen und einen Stärkungs- und Heilungsprozess unterstützen.

Lebens- und Heilkräfte sind nicht genetisch, sondern epigenetisch, also durch jeden selbst und die Lebensbedingungen bestimmt.

Epigenetische Regulation

Die genannten Lebens- und Heilkräfte können unsere DNA überwältigen und dazu veranlassen, bestimmte Gene an- und abzuschalten. Die Epigenetik ermöglicht es uns deshalb, Einfluss auf die Gesundheit zu nehmen, unseren Stoffwechsel, unsere Denkweise und unsere Lebensweise zu unserem Vorteil, zum Gesundbleiben und Gesundwerden zu nutzen. Moderne lebens- und selbstbedingte Einflüsse sind Schlüsselsysteme des Körpers, mit denen wir unsere Selbstheilungskräfte und die Gesundheit sowohl positiv wie negativ selbst beeinflussen können.

Für ein neues Gesundheits- und Heilungsverständnis brauchen wir also eine gesunde Lebensweise, Lebens-Balance, psycho-emotionale Harmonie, innere Stärke, einen Lebenssinn und angemessene Ziele.

> **„Sobald man unzuträgliche Dinge entfernt und durch gesunde Dinge ersetzt, weiß der Körper, was er zu tun hat, und sorgt selbst für Gesundheit. Das Verschwinden der Krankheit ist eine Nebenwirkung der Erzeugung von Gesundheit."**
> **Mark Hymann, Hoher Blutzucker, München 2013, S. 97**

Gegenwärtig klassifizieren wir Krankheiten nach Symptomen und ihrer geographischen Verankerung im Körper (Herz, Magen, Gelenke, Bauchspeicheldrüse). Die neue Medizin geht jedoch davon aus, dass praktisch alle Erkrankungen auf Balance-Verschiebungen innerhalb des Körpers beruhen. Zentrale Ursachen und Einflüsse sind in der Zivilisation zu finden.

5.3 Dreiklang der Lebens- und Heilkräfte

Wenn unsere Lebensqualität zu wünschen übrig lässt, innere und soziale Konflikte an unserer Energie zehren, Lebenskrisen uns den Boden unter den Füßen wegziehen, wenn wir krank werden oder auch alt sind, besetzt die Belastung und die Suche nach Antworten unseren Lebens-Alltag.

Welche Lebens- und Heilkräfte besitze ich? Welche sind überlagert durch meinen Lebens- und Denkstil? Welche kann ich neu zur Entfaltung bringen? Welche Heilkräfte können weiterhelfen? Wie kann ich Gesundheit und Lebenskräfte trotz Krisen, Konflikte, Krankheiten stärken?

Zurück zu den Heilquellen des Lebens

Immer mehr Menschen fühlen sich erschöpft vom Leben, leer und ausgetrocknet. Das Leben erwartet zu viel. Erschöpfte Menschen sehnen sich nach Energiequellen und Spannungs-Balance, um den inneren Akku aufzuladen und mit den eigenen Heilkräften in Kontakt zu treten.

Dieses Zurück zu den Kraft- und Heilquellen kann sich in drei Schritten vollziehen.

Lebens- und Zivilisationsaskese
Es bedeutet: Aus dem Teufelskreis der Zivilisationsbelastungen aussteigen, Lebenstempo und Zuviel im Leben reduzieren, für Energie und Spannungs-Balance sorgen. Dazu gehört ein präventiv-vitaler Lebensstil, eine Lebensordnung, die einen Ausgleich und inneren Frieden ermöglichen.

Überlastungen der inneren Kräfte meiden

Es geht darum, destruktive Lebensmuster, Emotionen von Angst, Ehrgeiz, Perfektionismus, Konflikten, Depressivität zu meiden bzw. diese mental aufzuarbeiten. Sonst verliert unser Leben jede Freude und seinen Sinn. Wir fühlen uns erschöpft und krank. Doch all dies beginnt im Kopf. Die innere Kraft und Gesundheit hängen wesentlich von der Qualität unserer Gedanken und Bilder ab. Deshalb gilt es, Gehirn und Geist vor Überlastungen zu schützen, vital zu halten und positiv zu nutzen.

Verkümmerte Selbstkräfte wiederbeleben

In unserer außengeleiteten Zivilisation achtet man kaum auf die eigene innere Selbstentwicklung, auf Selbstsicherheit, Selbstvertrauen, Selbstdisziplin. Bei mangelnder Selbstsicherheit empfindet man andere Menschen und Zustände oft als Bedrohung. Fehlt innere Stärke, sind wir wenig lebenstüchtig (Vgl. Franz Decker, Innere Stärke, Petersberg 2015).

Die Folge ist das erschöpfte Selbst. Wenn uns das Leben zu viel Kraft abverlangt, unsere Gefühle und unser Geist zu stark aufgewühlt sind, es im Kopf zu viel wird, sollten wir uns fragen, welches kranke Lebensmuster hinter unserem Lebens- und Denkstil steht, welche Kräfte und Heilquellen zu kurz kommen.

Die Aufgabe besteht dann darin, mit unseren eigenen Kraft- und Heilquellen wieder in Berührung zu kommen. Diese müssen wieder freigelegt werden und können auf verschiedenen Wegen wieder entdeckt werden. Hier gilt das Bild: „Wer nur an der Oberfläche bohrt, wird nur zum Oberflächenwasser vorstoßen, aber nicht zur inneren Quelle." (Anselm Grün, Quellen innerer Kraft, Freiburg 2005, S. 47). Wir müssen deshalb tief genug bohren, d.h. unser Leben ändern, anders leben.

5.4 Lebenstil-Regulation als Daueraufgabe

Die moderne Zivilisation bedroht unsere Gesundheit. Der moderne Lebensstil behindert die Prävention und Behandlung der chronischen Krankheiten. Deshalb ist es sinnvoll, unser Leben achtsamer und bewusster zu gestalten, Zivilisationshygiene zu fördern. Chronische Krankheiten lassen uns oft spüren, dass wir so wie bisher nicht weitermachen können. Wir brauchen einen Wendepunkt im Lebensmanagement und im Lebensstil. Selbstfürsorge und Selbstregulationsfaktoren sind z.B. gesunde Ernährung, Bewegung, Verzicht auf Tabak und Alkohol, Vitamine als Nahrungsergänzungsmittel, eine Energie-, Spannungs-, eine Work-Life- und Beziehungs-Balance.

Jedes Leben bietet Chancen und Krisen, gesundheitsstärkende Impulse und Krankheitsentwicklungen. Es geht deshalb darum, einen präventiven, heilenden, bewussten Lebensstil zu entwickeln, um so die Lebenskräfte für Gesundbleiben und Gesundwerden zu nutzen. Grundlage für einen solchen vitalgesunden Lebensstil ist eine native Lebensweise.

Native Lebens- und Ernährungsqualität

Als Antwort auf die zivilisatorische Lebens- und Ernährungsweise empfiehlt sich ein Aufbruch in ein besseres Leben.

„Glücklicherweise erkennen jeden Tag mehr Menschen, dass wir einen Lebenswandel und eine Ernährung wählen können, durch die wir unser gesundheitliches Potenzial voll ausschöpfen und weitaus mehr aus unserem Körper und unserem Leben machen können. Unsere Lebensfreude steigt durch ein gesundes Herz-Kreislauf-System und ein gesundes Herz. Wir müssen unsere Arterien nicht länger mit gesättigten Fettsäuren und Cholesterin verstopfen. Stattdessen können wir uns vollwertig und gesund ernähren und so all unsere Möglichkeiten im Leben viel besser entfalten. Wir können uns von alten Gewohnheiten verabschieden, die unsere Gesundheit gefährden. Wir können Nein sagen zu den Lügen jener Industrien, die von unseren Krankheiten profitieren.

Wir können das tun, was uns Kraft, Energie und Lebendigkeit verleiht. Wir können Ja sagen zu unserer Vitalität und unserer Leidenschaft."

(John Robbins, Food Revolution, Freiburg 2003, S. 45).

Native Grundprinzipien einer neuen Lebens- und Ernährungsweise

Nativ kommt aus dem Lateinischen und bedeutet so viel wie natürlich entstanden. Wir werden in Zukunft wieder verstärkt einfacher und natürlicher leben, um die Folgen der Hyper-Zivilisation nicht ausufern zu lassen. Wir können uns so natürlich und unbehandelt wie möglich ernähren, Stress und Energieverlust auf ein „natürliches" Maß zurückführen, um so mehr Vitalität, Lebensqualität und Gesundheitsförderung zu ermöglichen.

Die sechs Wege zu einer modernen Lebensweise

N Wir leben zu wenig **natürlich, naturnah**, führen ein Leben „aus zweiter Hand", sind mediengesteuert. Leben und Umwelt sind ökologisch gestört. Wir opfern unsere Umwelt der Zivilisation. Wir brauchen aber eine natürliche, lebendige, ökologische Lebensweise.

A Das Leben ist aus der Balance geraten. Wir leben nicht **ausgewogen**. Arbeit dominiert unser privates Leben. Die Work-Life-Balance ist gestört. Das Gleiche gilt für unsere Körper-Geist-Balance, die Energie- und Spannungs-Balance und die Ich-Du-Beziehung. Wir brauchen wieder Balance und Ordnung.

T Wir brauchen wieder mehr **Top-Lebensqualität**, mehr Zeitqualität, mehr den Blick für das Wesentliche, mehr Gesundheitsbewusstsein und persönliches Wachstum.

I Wir leben zu wenig **individuell**, selbstbestimmt, selbstverantwortlich, werden zu oft manipuliert und standardisiert.

V Statt eines modisch-einseitigen Lebens brauchen wir mehr Ganzheit, d.h. Beachtung von Körper, Geist, Seele und Ökologie. Das Leben ist zu wenig **vollwertig** und vitalstoffreich.

E Wir brauchen eine **positive**, zukunftsorientierte, lösungsorientierte **Einstellung** zum Leben.

Die sechs Wege einer modernen Ernährung

N Wir essen zu wenig **natürlich und ökologisch**, zu inhalts-leer und künstlich verarbeitet. Wir brauchen aber mehr lebendige Lebens-Mittel, möglichst gering verarbeitet und vitalstoffreich.

A Wir essen zu wenig **ausgewogen**, zu wenig im Rhythmus der Natur, mit einer zu geringen Nährstoff-Balance, zu wenig im Verlauf der Tagesordnung. Wir brauchen daher eine ausgewogene, ausbalancierte Ernährung.

T Wir achten zu wenig auf eine **Topqualität**, zu wenig frische und ganzheitliche Lebensmittel. Notwendig ist Qualität vor Quantität.

I Wir ernähren uns zu wenig **individuell**, den Belastungen, dem Alter und der Situation angepasst.

V Wir essen zu wenig **vollwertig, vitalstoffreich**. Vitalität steckt z.B. in der natürlichen, ganzen Frucht.

E Wir haben eine gestörte **Einstellung** zu einer gesunden bewussten Ernährung von Körper, Geist und Seele, machen uns zu wenig Gedanken über Essen und Trinken.

Die sechs Wege zu einer neuen Denkweise

N Unser Denken wird durch die Negativ-Mentalität von Fernsehen und Zeitungen sowie durch die Werbung fremdbestimmt. (Mindsozialisation). Wir brauchen ein **naturgegebenes**, selbstbestimmtes, konstruktives Denken.

A Wir achten zu wenig auf die geistige **Ausgeglichenheit**, sind zu sehr außengeleitet und berücksichtigen zu wenig die Wirkung unserer eigenen Gedanken und Vorstellungen.

T Die Qualität unserer Gedanken – ob positiv oder negativ - bestimmt unser Leben, unsere Gesundheit und unser Glück. Wir können selbstbestimmt unserem Leben eine neue **Topqualität** geben, z.B. durch lösungs- und zukunftsorientiertes Denken.

I Unser Selbstwertgefühl, unsere Selbstkompetenz, Selbstbewusstsein und Mündigkeit, z.B. beim Kauf und Verzehr von Nahrungsmitteln, werden durch unsere Gedanken und Vorstellungen **individuell** geprägt.

V Wir beachten zu wenig die Wechselwirkungen von Körper, Geist und Seele. (Psychoneuroimmunologie). Gedanken wirken auf Körper und Seele und auch umgekehrt. Wir machen unsere **Vitalität** und Gesundheit, aber auch unsere Krankheit größtenteils selbst.

E Die **Einstellung** zum Leben, zu Vitalität und Gesundheit, ob wir optimistisch oder pessimistisch unsere Ziele, Aufgaben und Probleme angehen, ist entscheidend für Erfolg und Lebensqualität, für Zufriedenheit und Wohlbefinden, für Vitalität und Gesundheit.

6.
Das innere Selbstheilungs-System

„Die Heilung kommt von innen."

Andrew Weil

„Daher kann die Behandlung, welche den Menschen
als „Maschine" betrachtet, nicht im eigentlichen
Sinne als „Heilung" bezeichnet werden. Es wird an
der „äußeren Hülle" des Menschen gearbeitet,
ohne sein wirkliches Wesen zu berühren."

Katarina und Peter Michel

Heute wissen wir: Die innere, geistig-spirituelle Natur des Einzelnen ist der Kern des Heilungsprozesses. Es sind nicht primär die natürlichen Prozesse von vitalstoffreicher Ernährung, Körpervitalitätspflege, Entspannung, sondern ehe die tieferen Dimensionen von Geist, Seele, Spiritualität, die Heilung bewirken.

„Wenn wir uns Krankheit als Unordnung vorstellen, dann ist die Heilkraft eine Energie, welche die Ordnung im Feld des Menschen wieder herstellen kann." (Dora Kunz, Die verborgenen Quellen der Heilung, Grafing 1987, S. 360).

Krankheiten bedeuten ferner eine Störung in Gefühls- und Denkprozessen. Immer ist die innere Welt an Körperprozessen beteiligt. Wollen wir eine Heilung erreichen, müssen die inneren Heilenergien, die geistig-mentalen, die emotionalen, psychischen und spirituellen Kräfte mobilisiert werden. Diese innere Lebensenergie gilt es zu pflegen und zu nutzen.

In den letzten Jahrzehnten wurde in zahlreichen Untersuchungen von Menschen berichtet, die Selbstheilung erlebten. Da wurde ein Bild von inneren und höheren Aspekten der Persönlichkeit gezeichnet, wurden Situationen aufgezeigt, in denen die Kraft des Geistes, der Emotionen, der Seele, von Glaube an Heilung und Einstellungskraft eine heilende Wirkung entwickelten.

6.1 Die innere „immaterielle" Ordnung

Gesundheit und Krankheit sind nicht immer rational begründbar. Entscheidend sind meist geistig-seelische und psycho-emotionale Prozesse. Die größten Gesundheits- bzw. Heilfaktoren sind dabei innere Einstellungen in Form von

- Glaubenssätzen, wie „Es gibt immer einen Weg."
- Gedankenprogramme
- Gefühlsmuster wie Angst, Druck, Trauer
- Spirituelle Festlegungen, z.B. Glaube, Hoffnung, Liebe

Diese können als Negativpotentiale zu körperlichen Leiden führen bzw. als Positivfaktoren Gesundheit und Heilung auslösen.

Ältere, selbstzerstörerische Erfahrungen, Programme, Sichtweisen, innere Bilder können in Eigenverantwortung, z.B. durch Mind-Coaching, geändert und umgepolt werden. So können die körpereigenen Selbstheilungsprogramme gestärkt bzw. Blockierungen gelöst werden.

Das Funktionieren des ganzen Organismus, z.B. der Stoffwechsel, die chemischen Vorgänge im Körper, das geistig-psychisch-emotionale Fließsystem, werden von diesen inneren Ordnungsprozessen gesteuert. Informationen werden von Zelle zu Zelle weitergegeben. Krankheiten sind immer Störungen bei der Abwicklung in diesem Versorgungs- und Fließsystem. Innere und äußere Fehlinformationen stören den Informations- und Energiefluss.

Jeder Gedanke, jede Emotion, jede seelische Störung, Angst, Zweifel oder auch Ungewissheit wirken sich auf die inneren Ordnungs- und Heilungsprozesse aus.

> **„Krankheit überfällt den Menschen nicht wie ein Blitz aus heiterem Himmel, sondern sie ist die Folge fortgesetzter Fehler durch negative Glaubenssätze, Gedankenprogramme und Gefühlsmuster wider die Natur. Es gibt keine unheilbaren Krankheiten, sondern nur unheilbare Menschen.“**
>
> **Hippokrates von Kos**

Entscheidend ist die ganze Ordnung. Sie erst bewirkt Gesundheit, Friede und Freude. Durch den harmonischen Austausch der Informationen dieser Faktoren entsteht der Gesundheitszustand. Ein solches Ordnungssystem lässt sich wie folgt darstellen:

Das innere Ordnungs-System

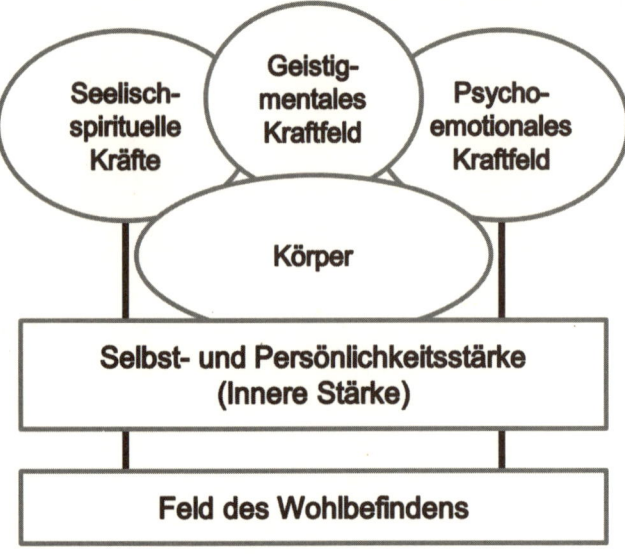

Seelisch-spirituelle Kräfte

Geistig-mentales Kraftfeld

Psycho-emotionales Kraftfeld

Körper

Selbst- und Persönlichkeitsstärke
(Innere Stärke)

Feld des Wohlbefindens

6.2 Ordnung in Geist und Seele

Liegen Störungen in der inneren Ordnung von Geist, Seele
und Emotionen vor, gilt es, diese Ordnung wieder herzustellen. Jede Erkrankung macht eine Neuorientierung im Leben,
in der inneren Ordnung und Selbstordnung erforderlich. Dafür müssen die Denk-, Gefühls-, Seelen- und Verhaltensmuster
überarbeitet werden. Der portugiesische Neurologe Antonio
Damasio kommt aufgrund anspruchsvoller Studien zu dem
Ergebnis, dass die Trennung zwischen Körper und Geist ein
Irrtum ist. Vielmehr beeinflussen sich diese Bereiche gegenseitig. „Fest steht, dass die Kommunikation zwischen Körper
und Geist über Hormone und Neurotransmitter erfolgt, die im

Gehirn ausgeschüttet und von dort in Form von Signalen an andere Stellen des Körpers weitergeleitet werden." (L. Rankin, a.a.O., S. 56).

Ändern wir unser Denken, kann sich das tatsächlich darauf auswirken, wie unser Gehirn mit dem Körper kommuniziert und damit in dessen biochemische Abläufe eingreift. Die Zellbiologie hat nachgewiesen:

Wenn wir die gedankliche Interpretation einer Krankheit so verändern, dass eine positive Erwartungshaltung an die Stelle von Angst und Bedrohung tritt, löst sich eine biochemische Reaktion im Gehirn aus und dies wiederum ruft Zellveränderungen hervor.

Wohlbefinden und Gesundheit als Ziel

Menschen, welche die meisten positiven Gefühle und harmonisierenden Gedanken sowie Vorstellungen haben, auf ihre innere Ordnung, auf Sinn im Leben achten, sind am stärksten mit dem Leben zufrieden und bleiben länger gesund (nach Martin Seligmann, Wie Menschen aufblühen, München 2012, S. 34).

Diese innere Ordnung ist allerdings kein stabiles System. Es gibt immer wieder Veränderungen und Störungen. Durch neuropädagogische, mentale und emotionale Transformations- und Umwandlungsmethoden lassen sich Störquellen, fehlende Wechselbeziehungen und Blockaden beheben und eventuelle physiologische Körperprozesse wieder regulieren. So werden z.B. alle Stoffwechselvorgänge und Vitalitätsprozesse durch die Harmonisierung wieder zum Fließen gebracht. Voraussetzung für diesen Umstellungs- und Transformationsprozess sind jedoch innere Stärke, z.B. Selbstbewusstsein und die Fähigkeit, sich mental selbst zu verändern.

Die inneren Ordnungs- und Heilkräfte

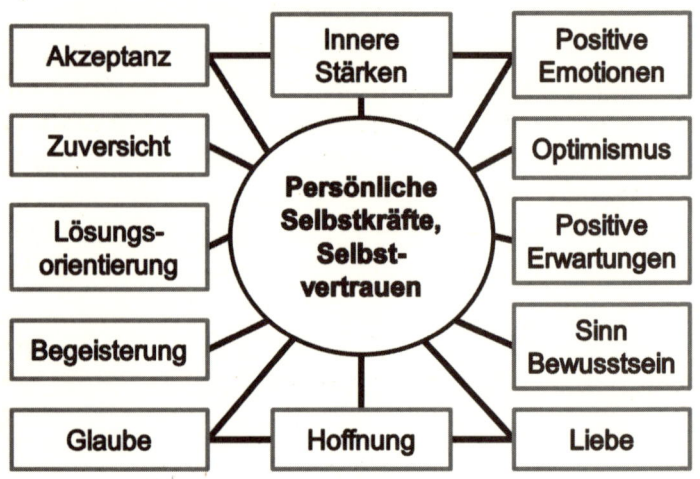

6.3 Geist, Emotionen und Seele als Heilkräfte

Wer innerlich nicht „heil" ist, kann nicht gesund bleiben und werden. Gesundheit ist mehr als naturwissenschaftlich-medizinische Tatbestände. Krankheit und Gesundheit müssen deshalb in einem größeren Zusammenhang gesehen werden.

Ziel von Gesundbleiben und Gesundwerden ist es deshalb, den Zusammenhalt von Geist, Psyche, Seele und Glauben zu stärken, Ordnung zu halten. Wer innerlich in Disharmonie oder in innerer Unordnung lebt, z.B. aufgrund mentaler Grübelei oder innerer emotionaler Konflikte, kann nicht wahrhaft gesund sein. Jede innere Unordnung, jede Disharmonie, jeder Stress zehrt an der Energie und nimmt dem Körper, dem Gehirn die Lebenskraft. Unser Körper ist dann gesund und lebendig, wenn sein energetischer Zustand ausgeglichen ist, d.h. die geistige und emotionale seelische Kraft im Gleichgewicht ist. Selbst Keime und Gene, die früher von zentraler Bedeutung für die Krankheit waren, können heute mit Energie in Verbindung gebracht werden. „Man kann bei einem Erkrankten zwar jedes Organ auswechseln, aber man kann den inneren Menschen damit nicht verändern. Das kann er nur selbst." (Katarina und P. Michel, 12 Gesetze der Heilung, Grafing 2011, S. 22). Es kommt für unsere Gesundheit weniger auf den Körper und seine Organe an, sondern auf die Energie, z.B. aus Ernährung, aus Vitaminen, aus Bewegung und vor allem aus dem inneren, geistig-seelischen, psycho-emotionalen Kraftfeld. Gesundheit kommt primär von innen.

6.4 Der Geist als Heilkraft

„Nur einige wenige Anlagen sind in unserem Gehirn festgelegt, alles andere wird durch unsere Umwelt, vor allem durch unser Verhalten geformt. Im Gehirn gibt es keine Anlagen für gut oder böse, mutig oder feige. Das heißt, wir selbst haben einen großen Einfluss auf unser Denken und Handeln."

Niels Birbaumer, Dein Gehirn weiß mehr, als Du denkst, Berlin 2014, S. 1

„Es gibt keine Krankheit des Körpers außerhalb des Geistes."

Sokrates

Wir wissen von den Pionieren der Medizin und den Neuorwissenschaften, z.B. von Bernie Siegel, Larry Dossey, Deepak, Chopra, Jon Kabat-Zinn und anderen, dass es eine Verbindung von Geist und Körper, von Geist und Gesundheit gibt. Wir verfügen über die Kraft, uns selbst krank zu denken und uns aber auch zu heilen. Was wir denken, fühlen und glauben, wirkt sich auf jede unserer Zellen und auf unser Verhalten aus.

Wir greifen so in die biochemischen Abläufe unseres Körpers ein und können unser Wohlbefinden beeinflussen.

Tausende Studien machen deutlich, ein gesunder Körper ist nicht allein die Basis für Gesundbleiben und Gesundwerden. Auch Geist, Gefühle, Seele, Leben bedürfen der Pflege und eventuell der Umstellung. (MindBodyLife-Konzept).

Der Geist, unsere Gedanken, unsere Vorstellungen und Überzeugungen haben einen immensen Einfluss – zum Guten wie zum Schlechten. Mit jeder Krankheit sind Angst und Hoffnung verbunden. Worte der Ermutigung bzw. des Zweifels sind Heilmittel oder Gifte. Verändern wir unser Denken, verändern wir unser Verhalten. Mit dem Wechsel unseres Verhaltens greifen wir zugleich in die biochemischen Abläufe unseres Körpers ein. Die Denk- und Vorstellungskräfte wirken also vielfältig.

Notwendig ist innere Stärke

Warum verwirklichen manche Menschen ihre Lebens- und Gesundheitsziele mit Leichtigkeit, andere mit großer Kraftanstrengung und wieder andere gar nicht? Der Grund dafür liegt in der inneren Stärke, in der Kraft des Geistes. Der Geist kann

Hemmungen im Geistigen, Emotionalen und Seelischen mit seiner Kraft überwinden. Jeder Mensch erzeugt ständig eine Vielzahl von Gedanken, inneren Bildern, Erinnerungen, Wünschen. Diese werden über Bewusstsein und Unterbewusstsein letztlich zu unserer Wirklichkeit. Der Geist äußert sich aber auch durch Ideen, Visionen, Überzeugungen, Glaubensmuster. Notwendig für diesen Transformationsprozess ist innere Stärke, wie z.B. Selbstbewusstsein, Selbstvertrauen, Selbstdisziplin (Vgl. Franz Decker, Innere Stärke, Petersberg 2015).

Unser Geist erschafft negative Umstände mit derselben „Leichtigkeit" wie positive. Wenn wir – bewusst oder unbewusst – uns auf Angst, Streit, Verlust , Ungewissheit u.a. konzentrieren, dann schaffen wir auch die Bedingungen und Gegebenheiten dafür, dass sich diese auch in uns bzw. in unserem Leben konkretisieren. Was wir säen, werden wir ernten. Gehirn und Geist besitzen im Gesundheits- und Heilungsprozess eine starke Vormachtstellung. Das Gehirn ist immer darauf bedacht, die eigene Versorgung, die eigenen Bedürfnisse zuerst durchzusetzen. Es ist, wie neuere Forschungen zeigen, egoistisch. Fehlt die Gehirn- und Geist-Energie, wird diese aus dem Körper abgezogen.

Zusammenfassend lässt sich sagen:

Wie unsere Gedanken und inneren Bilder ein neues Leben erschaffen

Wissenschaftler belegen: Mit der Kraft der inneren Bilder, Gedanken und mentaler Programmierung können wir unser Leben, unser Verhalten, unsere Lebensweise verändern, gesünder leben und sogar Störungen an Körper, Geist und Seele beheben.

- Wer im Kopf innere Bilder erzeugt, kann damit sich selbst und sein Leben weiterentwickeln, verändern.
- Mit Entspannung und Visualisieren kann unser Unbewusstes Energie mobilisieren sowie Denken, Verhalten und Handeln verändern.
- Die „Einbildungskraft" hat Einfluss auf unseren Körper, unser Wohlbefinden, unsere Gesundheit. Es ist die Kraft der Autosuggestion, der Imagination und mentalen Programmierung.
- „Alles beginnt im Kopf". „Die Macht der inneren Bilder kann so groß sein, dass sogar Krebszellen verschwinden." (PM-Magazin 08, 2012, S. 36).

6.5 Placebo-Effekte

Scheinbehandlungen mit Traubenzucker, Kochsalzlösungen oder vorgetäuschte chirurgische Eingriffe werden in modernen klinischen Studien routinemäßig vorgenommen, um eine Placebowirkung zu belegen. Der Begriff Placebo, aus dem Lateinischen abgeleitet, bedeutet so viel wie „ich werde gefallen." Im weiteren Sinne heißt es auch, „mit sich zufrieden sein." Lissa Rankin berichtet von Patienten mit Knieproblemen, die nur zum Schein operiert worden waren. Das Ergebnis war, dass es „nur deshalb zu einer Ausheilung der Knieschmerzen gekommen war, weil sie (die Patienten) glaubten, operiert worden zu sein. Das lieferte mir den ersten echten Beweis dafür, dass eine Erwartungshaltung, also etwas, das sich ausschließlich im Kopf abspielt, wirkte." (S. 38). Positive Erwartungshaltungen können also Symptome lindern bzw. Heilungsprozesse in Gang setzen.

Auch der bekannte Radprofi Lance Armstrong wurde nach einer Krebserkrankung gesund. Er sagte: Meine Wiedergeburt ist das Ergebnis unbändigen Lebenswillens. Der Krebs hat Energien in mir geweckt, die ich nicht in mir vermutete. Ihn hat also auch eine positive Einstellung gerettet. Die Macht des Geistes kann auch den Körper heilen. So kann ein Optimist die Kraft entwickeln, schwierige Lebenssituationen und sogar Krankheiten zu bewältigen.

Aus der Psycho-Neuro-Immunologie wissen wir, dass unser Gehirn in der Lage ist, Stoffe zu produzieren, die sonst nur in Medikamenten vorkommen. Von Prof. Robert Ornstein stammt die Aussage: „Unser Gehirn ist die mit Abstand beste Apotheke der Welt." (zit. nach Hans Grünn, Die innere Heilkraft, Düsseldorf 1990, S. 14). Für Lissa Rankin war nach Kenntnis aller Studien klar, „dass es so gut wie keine Krankheit gibt, die man als unheilbar bezeichnen kann." Für sie galt also, dass „der Geist den Körper heilen kann." Wie dieser Heilungsprozess jedoch zu gestalten ist, kann bisher nicht abschließend festgelegt werden.

„Es ist der Geist, der sich den Körper baut", schrieb der Arzt und Dichter Friedrich Schiller 1799 in seinem Werk „Wallenstein".

6.6 Der Simonton-Ansatz:
Krebs und die Psycho-mentale Onkologie

Einer der „Väter" der Psychoonkologie ist Dr. Carl Simonton. In seinen Bestsellern „Wieder gesund werden", „Auf dem Weg der Besserung" vertritt er folgende Auffassung: „Krebs ist eine Methode des Körpers, der Person mitzuteilen, dass in irgendeinem Lebensbereich Veränderung notwendig ist."

Immer deutlicher erkannte man den positiven Einfluss der psycho-mentalen Unterstützung.

> Simonton: „Vergessen Sie daher alle Statistiken über *Ihren* Krebs. Sie sind einzigartig und Ihr Schicksal ist nicht vergleichbar mit dem eines Anderen. Und schließlich kann das, was Sie tun oder nicht tun, den Verlauf der Krankheit entscheidend beeinflussen."

Die Grundsätze von Carl Simonton wurden weiterentwickelt und helfen den Menschen, ihre Selbstheilungskräfte zu wecken und aktiv am Heilungsprozess mitzuarbeiten.

Im Zentrum der Simonton-Methode der psychologischen Krebstherapie steht die Konzentration auf das, was beim Patienten stimmt, und nicht darauf, was bei dem Patienten nicht in Ordnung ist. Er fokussiert die Behandlung darauf, was dem Patienten Sinn, Freude und ein Gefühl von Authentizität bringt: „Warum bin ich hier, was gibt meinem Leben Sinn?" – und versucht, den Patienten anzuregen, mehr davon in sein Leben zu integrieren. Erst dann stellt sich die Frage, was dem störend im Weg steht. Bei den störenden Faktoren handelt es sich in erster Linie um emotionalen Schmerz sowie um Gefühle der Hoffnungs- und Hilflosigkeit, die, so Simonton, auf ungesunde Glaubenshaltungen und Überzeugungen zurückgehen.

Simonton-Methode

Simonton untersuchte mit seinen Patienten deren bisherige
* erfolgreiche Bewältigungsmöglichkeiten (Ressourcen),
* deren Selbstheilungskräfte, was ihnen bisher geholfen hat, emotionalen Schmerz und Hoffnungslosigkeit zu bewältigen.

Seine Philosophie:
die Bestärkung der Hoffnung in der Möglichkeit der Heilung.

Hoffnung bedeutete für Simonton
„die Überzeugung, dass wünschenswerte Dinge erreichbar sind, egal, wie groß oder klein die Wahrscheinlichkeit dafür ist."

Simonton arbeitete mit suggestiven Sprachmustern in Form von Meditation und im Gespräch.

Grundprinzip seiner Imaginationsarbeit:
Der Patient stellt sich mehrmals täglich das gewünschte Ergebnis (z.B. Gesundheit) oder eine Bewegung in Richtung hin zum gewünschten Ergebnis vor, um so seine Einstellungen zu verändern, etwa den Glauben an seine Selbstheilungskräfte durch gesunde Imagination und Vorstellungsbilder

Imaginationsarbeit mit Vorstellungsbildern:
Der Patient stellt sich z.B. auf eine für ihn passende Weise vor:
- Der Körper sei stark und weise.
- Die weißen Blutkörperchen seien stark und zahlreich.
- Der Krebs sei schwach und leicht aus dem Körper zu entfernen.
- Der Krebs sei ein Bote, der eine wichtige Information für ihn beinhaltet.
- Die gesunden Körpergewebe seien stark und stabil, sie könnten den Nebenwirkungen der Chemotherapie widerstehen.
- Alltagspraktische Veränderungsschritte seien erkennbar.

Psycho-mentale Grundsätze bei der Behandlung von Krebs

Am Wiener Wilhelmsspital und durch die Erfahrungen von Greg Anderson (Der Krebsüberwinder) wurden folgende Grundsätze entwickelt:

1. **Liebe dich.**
   Ich bin wichtig, will mich ändern und lieben. „Ich habe die Macht, mein Leben zum Positiven zu verändern."
2. **Nutze die Kraft der Gedanken.**
3. **Spüre das Gefühl.**
   Wir unterdrücken keine Gefühle wie Angst, Unsicherheit, Trauer mehr, schlucken keine negativen Emotionen. Gefühle gehören akzeptiert und können mental transformiert werden in positive Gefühle.
4. **Jede Krankheit hat eine Botschaft.**
   Was lehrt mich die Krankheit? Welche gesunde Strategie kann ich einsetzen, um mich zu verändern?

5. **Stell dir vor, du bist gesund.**

   Die Kraft der inneren Vorstellung, der Visualisierung, ist ein zentraler Punkt der Simonton-Methode, „z.B. den Tumor von einer Sonne zum Schmelzen zu bringen." Man sollte sich mit dem Bild wohlfühlen und es oft trainieren.

6. **Entwickle deine Spiritualität.**

   Spiritualität bedeutet: Ich glaube, dass es eine Art von Ordnung gibt und eine liebevolle, göttliche Instanz alles regelt. An diese Instanz kann ich mich um Hilfe und Führung wenden.

Leben bedeutet, sich weiter zu entwickeln.

6.7 Akute Gesundheitsstörungen und ihre Bekämpfung durch Visualisierungen

Der bekannte amerikanische Arzt O. Carl Simonton (Wieder gesund werden, Reinbek 1997, S.17) entwickelte ein Behandlungsprogramm (vorwiegend für Krebspatienten).

Das Programm basiert auf
- der progressiven Entspannung (von Eduard Jacobson) und
- der Technik der Visualisierung, die Simonton weiterentwickelt hat.

Im Folgenden soll zuerst die Entspannungsmethode geübt werden. Ein Gruppenmitglied übernimmt die Beraterrolle und trägt den Text vor.

Übung

1. Setzen Sie sich in einen Raum mit gedämpftem Licht. Setzen Sie sich bequem auf einen Stuhl bzw. in einen Sessel. Schließen Sie die Augen.
2. Machen Sie sich bewusst, dass Sie atmen.
3. Atmen Sie tief ein, und wenn Sie ausatmen, sagen Sie sich im Stillen: „Entspannen". Das wiederholen Sie 5-6-mal.
4. Konzentrieren Sie sich auf Ihr Gesicht. Spüren Sie die Spannung im Gesicht und um die Augen herum. Stellen Sie sich diese Spannung bildlich vor – z.B. als Seil mit einem Knoten oder als geballte Faust. Jetzt stellen Sie sich vor, wie sich die Spannung langsam löst, wie alles lockerer und lockerer wird, bis sie einem schlaffen Gummiband gleicht.
5. Fühlen Sie, wie sich das Gesicht und die Augen entspannen, wie sich die Entspannung langsam, wie eine Welle über den Körper ausbreitet.
6. Spannen Sie jetzt die Gesichtsmuskeln an und pressen Sie die Augenlider fest aufeinander. Dann entspannen Sie sich wieder. Spüren Sie jetzt, wie sich die Entspannung „anfühlt".
7. Gleiten Sie nun langsam Schritt für Schritt Ihren Körper entlang: Kiefer, Hals, Schulter, Rücken, Ober- und Unterarme, Hände, Brust, Bauch, Unterleib, Oberschenkel, Waden, Füße – bis jeder Teil Ihres Körpers entspannt ist. Stellen Sie sich jedesmal die Spannung bildlich vor und dann, wie sie sich langsam löst.
6. Stellen Sie sich jetzt vor, Sie sind in einer schönen Gegend. Malen Sie sich diese Landschaft in Ihrer Vorstellung in allen Einzelheiten aus: die Bäume, die Farben, die Geräusche, den See u.a.

8. Stellen Sie sich zwei, drei Minuten vor, wie Sie völlig entspannt und glücklich an diesem schönen Ort verweilen.

9. Stellen Sie sich eine Gesundheitsstörung, Schmerzen oder eine Krankheit, unter der Sie zur Zeit leiden, bildlich vor. Wie sieht Ihr Gesicht, Ihr Körper aus, was empfinden Sie und spüren Sie, wie sehen die Symptome aus, wie der Vorgang im Körper? Machen Sie sich Bilder davon.

10. Stellen Sie sich auch die Behandlung, die Gesundheitstherapie bildlich vor. Machen Sie sich ein Bild davon, wie diese Gegenmaßnahmen die Störung bzw. die Schmerzen beseitigen bzw. wie die Selbstheilungskräfte immer stärker werden.

11. Stellen Sie sich den Abwehrmechanismus, den Gesundungskampf, die natürlichen Vorgänge im Körper bildlich vor. Sehen Sie, wie die Ursachen der Gesundheitsstörung bzw. der Schmerzen beseitigt werden.

12. Schauen Sie sich selber an, wie Sie gesund und von Schmerzen und Gesundheitsstörungen befreit vor sich stehen, wie Sie jetzt anders, gesünder leben.

13. Stellen Sie sich vor, wie Sie erfolgreich Ihre Ziele und Lebensabsichten verwirklichen.

14. Klopfen Sie sich im Geiste anerkennend auf die Schulter, weil Sie an Ihrer Gesundheitsentwicklung bzw. Ihrer Heilung mitgearbeitet haben. Stellen Sie sich vor, wie Sie regelmäßig dreimal täglich diese Entspannungs- und Visualisierungsübung ausführen.

15. Nun kommen Sie langsam wieder in die Realität zurück. Öffnen Sie langsam die Augen. Werden Sie sich bewusst, wo Sie sind und sitzen. Recken und strecken Sie sich.

16. Jetzt sind Sie wieder bereit, Ihren gewohnten Tätigkeiten nachzugehen.

Visualisierungsbeispiele

O. Carl Simonton u.a. geben in ihrem Buch „Wieder gesund werden", Reinbek 1997, S. 185. Beispiele, wie sich bestimmte Gesundheitsstörungen bzw. Krankheiten im Rahmen der Visualisierung bildlich vorstellen lassen (in den Schriften 10 – 15 der Visualisierungsübung). Hier zwei Beispiele:

1. Ist Ihr Blutdruck zu hoch, stellen Sie sich vor, wie sich kleine Muskeln in den Wänden der Blutgefäße immer enger zusammenziehen und dadurch einen ständig steigenden Druck auf das Blut hervorrufen, das durch die Adern gepumpt werden muss. Nun beobachten Sie, wie die Medikamente zu pumpen beginnen, wie sich der Widerstand verringert und das Blut gleichmäßig die Adern durchströmt. Stellen Sie sich vor, wie Sie wieder in der Lage sind, mit dem Lebensstress fertig zu werden, ohne neue Spannungssymptome auftreten zu lassen.

2. Leiden Sie an Arthritis, stellen Sie sich zunächst Ihre schmerzenden, an der Oberfläche mit kleinen Körnern bedeckten Gelenke vor. Dann sehen Sie Ihre weißen Blutkörperchen heranmarschieren. Sie räumen alle Schlacken fort, sammeln die Körnchen ein und glätten die Gelenkoberfläche. Dann sehen Sie sich selbst voller Aktivität: Sie tun, was sie tun möchten, und fühlen sich frei von Gelenkschmerzen.

Nachbemerkung

Manchen Menschen fällt es etwas schwer – vor allem bei den ersten Versuchen – sich etwas bildlich vorzustellen oder ihre Gedanken nicht abschweifen zu lassen. Das ist ganz natürlich.

Entspannung ist hier im Rahmen der Gesundheitspflege bzw.-therapie nur die Einleitung zur Visualisierung:

- denn Verspannungen hindern Sie daran, sich auf Ihre Vorstellungsbilder (z.B. von Wohlbefinden bzw. Entweichen der Schmerzen) zu konzentrieren.
- Wenn Sie es gelernt haben, Ihren Körper durch Ihre geistigen Kräfte zu entspannen, so festigt sich auch Ihr Glaube an Ihre Fähigkeiten bzw. Selbstheilungskräfte, diese zur Unterstützung, zur Pflege und Therapie Ihres Körpers einzusetzen.

7.
Emotionen und Selbstmanagement

> „In dem Bestreben, das Verhalten des Menschen zu verstehen, wurde vielfach versucht, die Emotionen außen vor zu lassen, aber vergeblich. Verhalten und Geist, ob bewusst oder nicht, aber auch das Gehirn, das sie hervorbringt, geben ihre Geheimnisse nicht preis, wenn wir die Emotionen nicht berücksichtigen und gebührend würdigen."
>
> **Antonio Damasio, Selbst ist der Mensch, München 2010, S. 121**

Emotionen begleiten uns im Leben. Wir kennen eine Vielzahl von Emotionen, z.B. Angst, Ärger, Wut, Kummer, aber auch Freude, Liebe, Dankbarkeit, Begeisterung.

Emotionen treten auf, wenn emotionsauslösende Regionen im Gehirn durch verarbeitete Bilder angeregt werden. „Mit der Entstehung einer Emotion werden sofort bestimmte Formen der geistigen Verarbeitung in Gang gesetzt." (A. Damasio, a.a.O., S. 123). So verlangsamt Trauer unser Denken, Freude kann das Denken beschleunigen und die Aufmerksamkeit für andere Ereignisse verringern.

7.1 Emotionalen Stress regulieren

Emotionen bzw. emotionaler Stress, wie innere Konflikte, (traumatische) Erlebnisse, aber auch Unbehagen, Ängste und Sorgen rufen im Körper Ungleichgewichte, Energieblockaden hervor. Sie zehren an den Energien und können letztlich zu Krankheiten führen. Es sind Stressfaktoren für Körper, Geist und Psyche. Solche emotionalen Stresse, die durch Gedanken, Gefühle, Glaubenssätze, aber auch durch soziale und andere äußere Gegebenheiten ausgelöst werden, beeinflussen unser Leben, Gesundheit und Wohlbefinden (siehe Schaubild). Solche Stresse bzw. emotionalen Blockaden entstehen aus gegenwärtigen, vergangenen und zukünftigen Ereignissen und Situationen. Sie können eine unterschiedliche Intensität bzw. Belastung besitzen. Sie entstehen in der Regel im Kopf (siehe Schaubild) und führen letztlich zu Muskelungleichgewichten und Schmerzen und bestimmen unser Verhalten.

Körper und Geist sind wie ein Tandem bei der Entstehung von Gefühlen. Beide beeinflussen sich wechselseitig. Wir funktionieren psycho-somatisch.

Die Wechselwirkungen z.B. zwischen Gedanken und Gefühlen lassen sich am folgenden Beispiel erläutern: Sie gehen mit zügigen Schritten auf einem Gehweg. Ihnen kommt ein Mann entgegen, den sie nicht bemerkt haben. Er rempelt Sie kräftig an. Sie rufen (Körper) „Aua" und denken: „Was soll das?" Sie bekommen blitzschnell einen Adrenalinstoß und Ihre Psyche meldet: „Alarm!" Sie sind erregt, verärgert und wollen den Mann anschreien. Doch Sie bemerken plötzlich an seinem Arm die Blinden-Binde. Ihr Ärger schlägt um. Sie bekommen Mitleid. Vielleicht entsteht sogar Scham, weil Sie das nicht eher gesehen haben und den Zusammenstoß hätten vermeiden können.

Dieses „Wechselbad der Gefühle" zeigt, dass es hauptsächlich unsere Gedanken sind, die unsere Gefühle bestimmen. Unsere Gedanken, aber auch unsere Überzeugungen und Glaubenssätze können unsere Gefühle erregen, anfeuern, aber auch beruhigen. Unser Denken und unsere Glaubenssätze entscheiden, wie wir eine Situation durch Wahrnehmung bewerten, wie wir andere Menschen und Vorfälle sehen und mit welchen Emotionen und Verhaltensweisen wir durchs Leben gehen. Davon hängt es auch ab, wie viel Stress wir uns erzeugen. Unsere Beziehungen, Gesundheit, beruflicher Erfolg und sogar unsere Intelligenz hängen von diesen gedanklichen Bewertungsvorgängen und Glaubensmustern ab.

Gefühle und Gesundheit

Gefühle, Emotionen haben einen Einfluss auf die Gesunderhaltung und das Gesundwerden. Wissenschaftliche Untersuchungen (Psychoneuroimmunologie) bestätigen, dass beunruhigende Emotionen die Gesundheit negativ beeinflussen. Menschen mit chronischer Angst, lang anhaltender Melancholie, mit Panik und Angst, mit Pessimismus, mit nicht nachlassender Spannung und Aggressivität, mit Zynismus, tragen ein doppelt so großes Risiko der Erkrankung (z.B. bei Asthma, Arthritis, Kopfschmerzen, Magengeschwüren u.a.). Bedrückende Gefühle sind ebenso wie etwa das Rauchen ein Risikofaktor und eine Gefahr für die Gesundheit (vgl. D. Colemann, Emotionale Intelligenz, 7. Aufl. München 1998, S. 216).

7.2 Gefühlsmanagement

Deshalb brauchen wir ein Gefühlsmanagement, mit dem wir unser Denken (Innere Monologe) und unsere Glaubenssätze überwachen (Mind Control) und gegebenenfalls verändern. Die Frage lautet also: „Wie kriege ich meine Gefühle in den Griff, um so den Stress zu vermeiden?"

Wie kriege ich meine Gefühle in den Griff?

1. **Emotions- und Stress-Regulation**
   • Regulieren des subjektiven Empfindens – „Ich schaffe es, ich fühle mich wohl."
   • Regulieren der Erregung, von Stress, Stress-Abbau durch emotionale Entspannung
   • Regulieren der Energien auf ein positives Ziel: Gefühle und Gedanken zum Einklang bringen

2. **Blockaden und Bewertungen der Vergangenheit auflösen**
   Sie sind erlernt und können auch wieder verlernt werden, z.B. durch innere Selbstgespräche, durch Verarbeiten der Vergangenheit, durch Änderung der Belastung und Bewertung.

3. **Situations- und Problemregulation**
   Die emotional belastende Situation entweder verändern oder sich selbst an sie anpassen.

4. **Selbstregulation**
   Verletztes Selbstwertgefühl oder Selbstkonzept wieder herstellen. Selbstgespräche als Stimmungsmacher.

5. Bestehende Glaubenssätze und Denkmuster kreativ verändern

Das Festhalten an alten Begrenzungen verhindert oft den Stress-Abbau. Also muss man mit Hilfe der Kinesiologie bisher unbewusste und störende innere Selbstgespräche, Suggestionen, Visualisierungen vermeiden.

Wenn wir nicht wissen, wie wir mit unseren Gefühlen umgehen, wie wir sie in der Balance halten können, müssen wir diese ändern. Wir vermeiden so, dass sie zu viel Energien aufbrauchen oder wie wir einen Energiefluss „managen", z.B. durch Konfliktlösung oder positives Denken. Gelingt das nicht, dann werden wir leicht von Gefühlen überwältigt bzw. blockiert.

Krankheiten wie Depressionen, dauernde Stimmungsschwankungen entstehen. Wir gehen mit unseren Gefühlen entweder destruktiv oder konstruktiv um. Unterdrückte Gefühle wirken in unserem Unterbewusstsein weiter. Deshalb sind ein seelisches Gleichgewicht und Energie-Balance für das Leben, die Gesundheit und den Erfolg sehr wichtig. Leider wird in der heutigen Zeit der Gefühlsbereich oft unterbewertet, unterdrückt und wenig bewusst reguliert.

7.3 Emotionale Regulation –
ein Übungsprogramm

Die folgende Übung soll Ihnen helfen, neue Energien zu finden, um dann kraftvoll weiter aktiv zu denken, zu arbeiten, zu agieren, sich wohlzufühlen. Führen Sie die Übung so gut wie möglich durch und lassen Sie sich ohne Bedenken darauf ein.

Übung 1: Wie steht es mit Ihrem emotionalen Gleichgewicht?

Diese Übung gilt als Test, wie es grundsätzlich um Ihre seelisch-emotionale Balance bestellt ist. Kreuzen Sie die Aussagen an, welche Sie bzw. Ihr Denken und Verhalten am besten beschreiben.

- Ich bin grundsätzlich ein Pessimist.
- Ich habe gegen andere innere Konflikte.
- Ich habe gegen andere Menschen oft negative Gefühle.
- In bestimmten Situationen reagiere ich aggressiv bzw. depressiv.
- Ich mache oft andere für meine Probleme verantwortlich.
- Mich quälen oft Sorgen, Ängste und Minderwertigkeitsgefühle, Tatsachen, die ich nicht ändern kann.
- Es fällt mir schwer, ein Kompliment, Ermutigung und Unterstützung von anderen anzunehmen.
- Ich kann im Alltag keine Gefühle zeigen (z.B. Mitempfinden, traurig sein, mich freuen).
- Manchmal bringen mich Kleinigkeiten, aber auch Kritik von anderen aus der Fassung.

- Ich fürchte mich vor Dingen, die für andere kein Problem sind bzw. über die sich andere keine Gedanken machen.

Auswertung

Haben Sie fünf und mehr Aussagen angekreuzt, sollten Sie Ihre Lebensauffassung, Ihre Denkmuster und damit Ihren Energiehaushalt einmal überdenken. Sie brauchen sehr viel Energie für wenig konstruktive Probleme, die Ihnen bei einer konstruktiven, aktiven Lebensgestaltung und Problemlösung fehlt.

Übung 2: Die eigenen Gefühle beobachten

Schauen Sie sich möglichst in allen Lebenslagen Ihre Gefühle an (z.B. im Beruf, in Partnerschaft, in schwierigen bzw. kritischen Situationen, wenn etwas schief oder gut geht):

- Unterscheiden Sie dabei zuerst angenehme und unangenehme Gefühle.
- Spezifizieren Sie dann weiter in Wut, Ängste, Freude, Zuneigung, Abneigung, depressive Empfindungen u.a.
- Mit welcher Intensität treten diese Gefühle und Empfindungen auf (schwach, stark)?

Es geht hier nur um das Wahrnehmen und Beobachten. Versuchen Sie, sich nicht hineinzusteigern, d.h. zu bewerten.

Gefühle lassen sich durch folgende Fragen bewusstmachen

Das ist wichtig, weil viele seelisch-emotionalen Reaktionen unbewusst ablaufen. Setzen Sie sich in Ruhe einmal hin und stellen Sie sich folgende Fragen:

- An welchen Problemen knabbere ich herum?
- Was zieht mir Energie ab? Was bringt mich aus der Fassung?
- Gegen wen habe ich negative Gefühle? Warum? Welche Menschen erzeugen in mir Ärger und Wut, welche Sympathie und Zuneigung?
- Bei wem kann ich mich emotional öffnen, kann ich Gefühle zeigen, bei wem in welchen Situationen unterdrücke ich Gefühle, gebe mich cool?
- In welchen Situationen habe ich besonders stark emotional empfunden?

Es sollte ein wichtiges Ziel sein, Gefühle auch spontan zu zeigen, z.B. dem Ärger Luft machen, ihn nicht unterdrücken, aber laut lachen bzw. auch weinen zu können. Das löst unterdrückte bzw. blockierte Gefühle, befreit von Druck und fördert die Energiebalance.

Übung 3: Sich mit positiven Gefühlen aufladen

Es gibt oft Tage, an denen ich schlecht gelaunt bin, meine Energie sich auf ein Minimum reduziert, „ich durch die Gegend krieche", saft- und kraftlos bin. In diesen Situationen – oder noch besser, vor diesem „Absturz", diesem „Fall ins Loch" – wäre es hilfreich, wenn ich mich mit positiven Gefühlen bzw. Energien auflade, um wieder in Balance zu kommen. Folgende Techniken eignen sich dazu:

Auf positive Gefühle konzentrieren
Setzen Sie sich ungestört und aufrecht auf einen Stuhl. Entspannen Sie sich. Schließen Sie dabei die Augen und sagen

Sie sich: „Ich bin entspannt und unbeschwert". Beobachten Sie dabei Ihren Atem. Sagen Sie sich langsam und überzeugend folgende Aussagen (Suggestion) für einige Minuten vor und entwickeln Sie sich dazu eine Vorstellung: Beginnen Sie zuerst mit einer Formel.

Es ist schön, geliebt zu werden.
Ich freue mich oft und gern.
Ich bin in Frieden mit mir und meiner Umwelt.
Durch meinen Körper fließt die Energie harmonisch.

Kombinieren Sie diese Suggestionen (oder andere) mit dem Atem. Denken bzw. sagen Sie den ersten Teil der Aussage (z.B. es ist schön) mit dem Einatmen und die Zielaussagen mit dem Ausatmen (z.B. geliebt zu werden). Wiederholen Sie diese Aussagen so lange, bis Sie das Ziel tatsächlich empfinden (z.B. Freude, Frieden, Liebe).

Stellen Sie sich dann diese positiven Gefühle als starke Energie, als Kraft vor, welche Sie „durchweht" und Ihre ganze Gedanken- und Gefühlswelt erfüllt. Bei dieser Imaginationsübung sollten Sie darauf achten, dass Sie nicht schläfrig werden.

Wenn Sie also von negativen Gefühlen, wie z.B. Angst, Nervosität und Aggression besetzt sind, kann das Konzentrieren, das innere Verstärken der positiven Gegenkräfte (z.B. Mut, Ruhe, Gelassenheit) die negativen Gefühle kontrollieren bzw. relativieren, indem Sie positive Emotionen daneben setzen (vgl. R.P. Schweppe und A.A. Schwarz, Der andere Weg zum Erfolg, München 1993, S. 50).

8.
Seelenpflege und Selbsthilfe

„Ich glaube, es war niemals wichtiger als heute, sich um die Bedürfnisse der menschlichen Seele zu kümmern. Das zwanzigste Jahrhundert wurde von einem Weltbild beherrscht, das eine mechanistische, rationale Sichtweise verherrlicht und die inneren Prozesse völlig vernachlässigt."

Marianne Williamson

„Die Seele nährt sich von dem, woran sie sich freut."

Augustinus

Ohne Seele sind wir keine Menschen

Viele Menschen pflegen heute Körperaktivitäten zum Ausgleich gegen Überforderung. Seelenpflege ist jedoch den meisten noch fremd. Seelenkraft kann uns jedoch Geborgenheit, Lebendigkeit und innere Stärke geben. Wichtig dabei ist, was Henry David Thoreau sagt: „Wende deine Gedanken nach innen und du wirst in deiner Seele tausend völlig unentdeckte Bereiche finden." Dieser Blick nach innen kommt jedoch heute zu kurz (Vgl. Franz Decker, Medizin für die Seele, Petersberg 2008).

8.1 Symptome seelischer Gleichgewichtsstörungen

Immer mehr Menschen sind seelisch nicht mehr im Gleichgewicht. Lustlos? Gestresst? Sauer? Ohne Schwung? Schlechter Schlaf? Ziemlich down? Seelische Tiefs haben ihre Warnsignale: „Mir ist alles zu viel", wenn es nur kein Morgen gäbe."

Alles das kann darauf hindeuten, das diese Menschen seelisch aus dem Gleichgewicht geraten und sie ihr Leben nur noch unter größten Anstrengungen erfüllen können. Der Alltag wird schwer, es fehlt einfach der Schwung. „Ich kann mich nicht mehr so recht freuen". „Ich bin in ein Loch gefallen".

Solche Signale deuten auf eine Gesundheitsstörung, eine Gleichgewichtsstörung der Seele hin (siehe Schaubild S. 2). Diese „Sorgenvögel", die um unser Haupt fliegen, gilt es zu vertreiben, um zu verhindern, das sie in unserem Haar nisten.

„Ein seelisches Tief ist keine Krankheit."

Rudolf Köster

Solche seelischen Gleichgewichtsstörungen umfassen eine Vielzahl möglicher Erscheinungsformen:
- Unerklärbare Müdigkeit
- Erschöpfung
- Schlechte Laune
- Antriebsschwäche
- Konzentrationsschwäche
- Freudlosigkeit
- Ungewöhnliche Reizbarkeit

Die Anfälligkeit für seelische Balancestörungen ist bei den verschiedenen Menschen unterschiedlich. Manche haben von Haus aus ein „dickes Fell". Andere Menschen haben jedoch eine „dünne Haut". Ihnen geht vieles „unter die Haut" und sie haben „nah am Wasser gebaut".

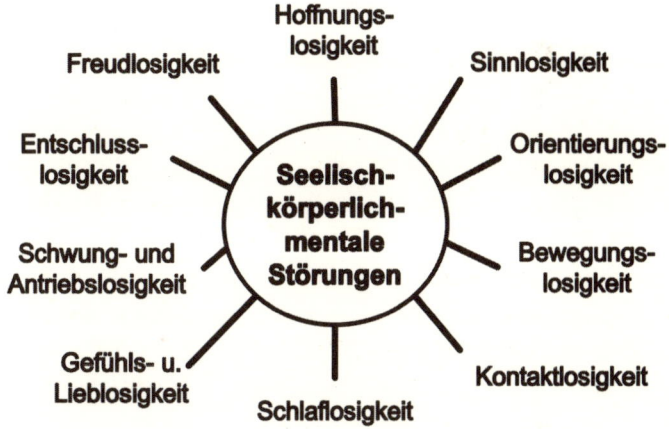

Gesundheitsstörungen
wenn Wichtiges im Leben fehlt

Hoffnungs-
losigkeit

Freudlosigkeit

Sinnlosigkeit

Entschluss-
losigkeit

Orientierungs-
losigkeit

**Seelisch-
körperlich-
mentale
Störungen**

Schwung- und
Antriebslosigkeit

Bewegungs-
losigkeit

Gefühls- u.
Lieblosigkeit

Kontaktlosigkeit

Schlaflosigkeit

Der Spielraum für das Ertragen von Belastungen, vor allem im zwischenmenschlichen Bereich, wird immer geringer. Immer wieder fallen diese Menschen in ein Loch, werden von Gefühlen des Versagens geplagt, haben Ängste und Schuldgefühle. Immer mehr Menschen haben heute eine seelische Immunschwäche, die aufs Gemüt schlägt. Eine solche seelische Immunschwäche kann letztlich in eine Depression, aber auch in eine seelische Aufhellung führen, wie das folgende Schaubild von Rudolf Köster (Das seelische Tief überwinden, Freiburg, 2. Aufl. 1999, S. 15) zeigt.

Seelische Tiefs sind in der Regel normal

Ein seelisches Tief ist zunächst etwas Normales. Keiner bleibt im Leben davon verschont. Wir sind nicht lebenslang von solchen Gleichgewichtsstörungen verschont und stimmungsmäßig ausgeglichen.

Die Ursachen für diesen Druck auf unsere Seele kommen	
von innen	**von außen**
z.B.: • negatives Denken • Grübeleien • schlechte Glaubenssätze • fehlende positive Zukunftsziele • mangelndes Selbstvertrauen	z.B.: • mitmenschliche Enttäuschung • Missachtung • Gleichgültigkeit • Mangel an Anerkennung • Verleumdung • Mobbing • negative Nachrichten, z.B. in Zeitungen, Fernsehen
Falsche Lebensführung, z.B. Ernährung, Stress, Alkohol	

Entstehungsbedingungen und Risikofaktoren

Wichtig ist es, dass wir den Menschen als leiblich-seelische Einheit und in seiner Ganzheit sehen. Bei seelischen Gleichgewichtsstörungen spielen auch die körperlichen Faktoren und Entstehungsbedingungen eine Rolle. Ein extrem niedriger

Blutdruck (Hypotonie) führt z.B. zu einer körperlichen Antriebslosigkeit. Diese kann dann in ein seelisches Tief führen.
Der niedrige Blutdruck verstärkt das seelische Tief und lähmt
Initiativen, um wieder in die Balance zu kommen (z.B. Bewegung, Entspannungsübung). Es handelt sich also bei seelischen Gleichgewichtsstörungen um ein Wechselspiel von Körper, Geist, Gefühl und Seele. Oft spielen auch das Wetter, die
Wetterfühligkeit eine Rolle. Das Wettertief führt oft direkt in
das Seelentief. Auch in der dunklen Winterjahreszeit sinkt die
Stimmung. „Je nach dem visuell aufgenommenen Helligkeits-
grad wird das Gehirn nämlich veranlasst, chemische Botenstoffe auszuschütten. Wir wissen heute, dass aufgrund eines
biochemischen Prozesses helles Licht „Stimmungsmacher"
(Serotonin, Noradrenalin) aktiviert, während Dunkelheit das
schlaffördernde Melatonin fördert." (R. Köster, a.a.O., S. 19).

Auch die sozialen Beziehungen, Konflikte, Partnerschafts- und
Eltern-Kindbeziehungen gelten als Risikofaktoren. Soziale Unterstützungssysteme sind für das Seelen-Gleichgewicht wichtig.

**„Es ging manches besser,
wenn man mehr ginge."**

Diese Aussage des Philosophen Schopenhauer (1788-1860)
gilt auch für das seelische Gleichgewicht. Durch Bewegung
des Körpers bilden sich seelisch aufhellende Botenstoffe im
Gehirn. Es sind die sogenannten aminergen Transmitter (Serotonin, Dopamin, Noradrenalin). Bei der Bewegung handelt
es sich also um einen kostenlosen Stimmungs- und Seelenre-
gulator.

8.2 Die Seele gibt innere Kraft und Stärke

Der Weg zur guten Laune und zum seelischen Gleichgewicht beginnt im Kopf. Das moderne Leben ist dynamisch, die Herausforderungen, Anforderungen, Lebenssituationen ändern sich öfter. Ständig müssen wir unser Leben und auch unsere Seele wieder harmonisieren, einjustieren, Lebensziele und Verhaltensweisen korrigieren, Verstand und Gefühl in Einklang bringen, neue Lösungen für Lebensprobleme finden und alte Gewohnheiten auflösen. Schon der chinesische Philosoph Lao-Tse sagte:

> **„Wer loslässt, der hat alles.**
> **Die Welt gehört dem, der loslässt."**

Unsere innere Einstellung hilft uns, loszulassen, eine lähmende Angst zu überwinden, Lebensfreude zu genießen, flexibel und veränderungsbereit zu sein, den Körper in Harmonie, in Balance zu halten.

> **„Tu deinem Leib Gutes, damit die Seele Lust hat,**
> **darin zu wohnen!"**
> **Theresia von Avila, 16. Jh.**

Dazu ist notwendig, dass wir unser Leben selbst in die Hand nehmen müssen, um unser seelisches Gleichgewicht ständig zu erneuern. Denn der Weg zum seelischen Gleichgewicht ist, wie Lao-Tse sagt:

> **„Eine Reise von tausend Meilen beginnt**
> **mit dem ersten Schritt".**

Die Reise zu einer gesünderen, balancierten Lebensweise, zu einer wirksamen Seelenhygiene ist ein ständiger Lernprozess, der Änderungen in den bisherigen Gewohnheiten erfordert, Verzicht auf liebgewonnene, seelisch aber schädliche Gewohnheiten bedeutet. Wir brauchen seelische Entschlossenheit, in einer schwierigen Lebenssituation durchzuhalten.

Jeder Mensch kann eigenverantwortlich wesentlich mehr zu seiner seelischen Gesundheit und zur Vermeidung von seelischen Tiefs beitragen, als ihm bewusst ist. Durch Mentaltraining lassen sich die Energien freisetzen, die uns helfen können, aufgrund von veränderten Lebenssituationen und Bedürfnissen das tägliche Leben und damit die seelische Gesundheit in der Balance zu halten. Dazu müssen wir Seelenballast abwerfen und neue Seelenharmonie aufbauen. Auch der innere Friede beginnt im Kopf.

8.3 Die Seele als Navigator der Lebenskunst

„Nimm das Leben an und mach das Beste draus." Dazu gehört jedoch Lebenskunst. Die Seele ist dabei Navigator, d.h., wir müssen achtsam sein auf die Momente, in denen sich die Seele meldet, um ihre Bedürfnisse und Vorstellungen anzumelden. Sie will, dass wir als Menschen wohlgestimmt sind, harmonisch im Körper, Geist und Gefühl, glücklich sind. Das ist das natürliche Balancesystem, das Prinzip der Homöostase in uns. Körper und Geist streben ständig ein Fließgleichgewicht an. Die Seele ist der Impulsgeber für diese Regulation. Wir müssen nur auf sie hören. Die Hektik, der Stress des Lebens, dieses Außengeleitetsein vieler Menschen und der fehlende Blick nach innen, das Hören auf die Seele und die Pflege der seelischen Quellen verhindern Balance, Wohlgestimmtheit, Glücklichsein, haben auch eine seelisch-spirituelle Wurzel. Glück bedeutet Stimmigkeit. Unsere Seele ist kein Turboprozessor, kein Motor, der auf vollen Touren laufen kann. Die Tempomentalität lässt die Seele verstummen bzw. krank werden. Die Seele braucht Zeit zur Besinnung, Ruhe, zum Hinhören, z.B das Herz, ein ausgeglichenes Leben.

Die Kunst des Lebens besteht in der Ausgeglichenheit, im Gleichgewicht der Lebenskräfte, achtsam mit Körper, Geist und Seele umzugehen. Dazu gehören auch, dem Wichtigen und Wertvollen im Leben Gewicht zu verleihen und zugleich unnötigen Ballast abzuwerfen. „Bodenhaftung und Offenheit, verwurzelt und frei leben, erdverbunden und himmelwärts", wie es bei A. Grün (Das Buch der Lebenskunst, Freiburg 2007, S. 7) heißt.

Seelisches Gleichgewicht ist nichts anderes als ein geglücktes Leben, ein Leben im Gleichgewicht, allen Kräften in mir Beachtung zu schenken, Lebensfreude und Besinnung zu pflegen. Dazu zwei Zitate von Theodor Fontane und Thomas Morus:

Lebensfreude

**Leicht zu leben ohne Leichtsinn,
heiter zu sein ohne Ausgelassenheit,
Mut zu haben ohne Übermut –
Das ist die Kunst des Lebens.**
Theodor Fontane

> Herr, schenke mir eine Seele,
> der die Langeweile fremd ist,
> die kein Murren kennt, kein Seufzen
> und Klagen, und lasse nicht zu,
> dass ich mir viele Sorgen mache
> um dieses Etwas, das sich so breit macht
> und sich „Ich" nennt.
>
> **Thomas Morus**

Zusammenfassend lässt sich sagen: Unsere Seele ist der Navigator in unserem Leben, der uns den Weg weist, der uns aber auch die Freiheit lässt, anders zu entscheiden, z.B. zu leben nach dem Zeitgeist: hektisch, unkonzentriert, stressig, ohne Besinnung. Wenn wir uns jedoch dem Navigator Seele anvertrauen wollen, um gesund, glücklich und ausgeglichen zu sein, müssen wir anders leben, unser Leben ändern, brauchen wir Lebenskunst.

Positive Lebensimpulse und Gefühle fördern

Häufig ist uns bei dem, was wir tun, was wir tagtäglich erleben, das gute Gefühl, der Sinn, das Aufmunternde verlorengegangen. Statt unser Leben und Tun mit positiven Absichten und guten Gefühlen zu versehen, bleiben dann oft schwere Last, Bedrückendes und negatives Empfinden übrig. Körper, Geist und Seele werden dadurch negativ gestimmt, verkrampft und gestresst. Nicht selten werden Schmerzen ausgelöst.

Der gesamte Organismus erfährt einen Zustand der Lethargie, der depressiven, blockierten Gestimmtheit, weil positives Empfinden und Fühlen, konstruktive Gedanken und Vorstellungen fehlen. Doch diese brauchen wir für ein vitales, wohlgestimmtes und gesundes Leben. Gute Stimmung, positive Gefühle und Gedanken sind wie ein Lebenselixier und ein Gesundbrunnen. Ein solcher emotional-mentaler Zustand lässt sich oft selbst erzeugen.

Durch ein gutes Gefühl, durch inneres Lächeln, durch Sinngebung, eine positive Betrachtung bzw. Vorstellung entsteht dann oft ein Wohlbefinden, eine Harmonie von Körper, Geist und Seele. Kümmernisse, schlechte Laune, Bedrückendes, ja sogar Schmerzen entweichen oder entstehen erst gar nicht.

Gefühle, Gedanken und Vorstellungen lassen sich selbstbestimmt erzeugen, sowohl die negativen wie die positiven, z.B. durch Mind-Coaching.

Mit Freude und Leichtigkeit leben

Viele Menschen nehmen ihr Leben und Tun emotional und mental zu schwer. Besser wäre es, diese belastende Schwere durch Freude und Leichtigkeit zu ersetzen. Das wäre eine sinnvolle und kräftesparende Lebensstrategie. Eine Zen-Meisterin gibt uns ein schönes Bild: „Sei wie ein Specht, der immer und immer wieder mit seinem Schnabel in den Baum stößt, voller Hingabe und Ausdauer, weil er seinen Bau vollenden will." Viele Menschen verrichten im Alltag oder Beruf zäh und hartnäckig ihre Arbeit und empfinden dabei die Belastung und das Muss. Sie tun öde ihre Pflicht, egal, ob ihnen die Tätigkeit liegt oder nicht.

Wichtig wäre jedoch, dass wir bei allem Tun nicht das Belastende, den Zwang, ein negatives Gefühl als dominierend empfinden, sondern die Freude und Leichtigkeit in uns kultivieren. Jedes Gefühl von Anstrengung, von Pflicht, jeder negative Gedanke, wie z.B.: „Oh weh, auch das noch" belastet, raubt uns unsere Energie. Die höchste Freude eines Spechtes liegt wahrscheinlich darin, seinen eigenen Bau zu bauen. Suchen wir uns bei unserem Tun eine solche Motivation, eine Freude, innere Leichtigkeit und ein positives Gefühl. Öffnen wir unsere Seele, unser Herz für die feinen, aufbauenden Empfindungen bei unserem Tun und im Leben. Verbinden wir Arbeit mit Freude. Suchen wir nach Sinnvollem im Leben.

Beispiel dafür ist das folgende Zitat von Saint Exupéry:

> **„Wenn du ein Schiff bauen willst, so trommle nicht die Männer zusammen, um Holz zu beschaffen, Werkzeuge vorzubereiten, Aufgaben zu vergeben und die Arbeit einzuteilen, sondern lehre die Menschen die Sehnsucht nach dem weiten, endlosen Meer."**
>
> **Antoine de Saint-Exupéry**

Ein solches Tun nennt sich spirituelle Arbeit. Unser mental-seelisches Konzept erzeugt Freude in uns, Sinn und Leichtigkeit. Schon Einstein meinte: Alle Natur tendiert zu Harmonie. Machen wir uns also das Leben nicht zusätzlich schwer, indem wir unser Tun und Denken mit belastenden Gefühlen und Vorstellungen belegen. Versuchen wir alles mit Leichtigkeit, mit Sinn, mit Freude zu belegen, Spaß dabei zu haben. Hören wir auf mit dem Gefühl, alles, was wir tun, sei harte, lustlose Arbeit, sei schwierig. Dann gestaltet sich auch unser Tun entsprechend.

Wahres spirituelles Tun und Leben besteht darin, Freude am Prozess zu erzeugen, Seelenfreuden in sich aufkommen zu lassen. Das schafft eine positive, aufbauende Schwingung in uns. Sie lässt uns freudig und gesund leben. Sie macht uns stark, energievoll und selbstbewusst und entsprechend wird unser Verhalten und das Ergebnis unseres Tuns und Denkens.

Wir sprechen deshalb von einem seelisch-geistigen Balance-Prozess, der belastende Lebenssituationen erleichtert, erträglicher und sinnvoller macht.

Seelisch-geistige Balance im Alltag

Wir verrichten im Alltag viele Tätigkeiten rein pflicht- bzw. gewohnheitsmäßig, z.B. Zähne putzen, duschen, essen u.a. Viele dieser Dinge tun wir nicht bewusst, nicht mit dem Herzen, oft als Last bzw. Gewohnheit.

Sinnvoll wäre, diese Kleinigkeiten des Alltags durch seelisch-geistige „Überhöhung" zu gestalten und dabei neue positive Gewohnheiten zu entwickeln, sie mit Liebe und Freude, mit allen Sinnen, meditativ betrachtend zu verrichten. Iss z.B. meditativ. Stimme dich ein auf die Mahlzeit, achte auf die Farben und Formen, z.B. von Gemüse und Kartoffeln. Iss mit Genuss. Putze bewusst und meditativ die Zähne, sei achtsam dabei.

Nutze jeden kleinen Augenblick des Tages für ein seelisch-geistiges „Auftanken". Dadurch förderst du kleine, bewusste positive Gefühle und Vorstellungen, die dich erfreuen und in eine gute Schwingung bringen. Dadurch können wir auf Dauer Schritt für Schritt unsere seelisch-geistige Grundstimmung und unser Energiepotenzial anheben. Nutzen wir die seelisch-geistigen Möglichkeiten des Lebens, indem wir Lebensfreude, Genuss und Energie fließen lassen.

Friedvolles, Freudiges, Sinnvolles, Ruhiges, Leises, Harmonisches nähren Seele, Gefühl und Geist und sorgen für Wohlgefühl, harmonisches Gestimmtsein und machen letztlich glücklich. Arbeit und Freude, Essen und Genuss, Ruhe und Schlafen gehören zusammen.

Wie finde ich innere Ruhe?

Nach einer alten Zen-Geschichte fragte ein Schüler seinen Meister: „Meister, wie finde ich innere Ruhe? Wie macht Ihr das?" Dieser antwortete: „Indem ich esse und schlafe." Der Schüler entgegnete: „Aber jeder isst und schläft." Der Meister: „Aber kaum einer isst, wenn er isst, und schläft, wenn er schläft. Stimme dich in dein Essen und Schlafen ein, richte deine Vorstellungen, Gedanken und Gefühle auf das, was du tust und willst. Schalte alles Störende aus, fahre es herunter, atme es aus und gib dich dem Schönen und Sinnstiftenden hin, ersetze Schwere durch Leichtigkeit (Vgl. R. Dahlke, Die Notfallapotheke für die Seele, München 2007, S. 64).

Übung für mehr Leichtigkeit und Lebensfreude

Ziel der Übung:

Belastendes, Herausforderndes, aber auch körperliche und seelische Schmerzen lassen sich in der Entspannung, mit Atemrhythmus, mit Freude und angenehmen Gefühlen lindern, vielleicht sogar beseitigen. Beispiel: leichte Knieschmerzen, schlechte Stimmung, Überforderung.

Durchführung:

- Sie sitzen oder stehen ruhig. Entspannen Sie sich. Achten Sie auf das Ein- und Ausatmen. Nichts stört Sie.
- Lassen Sie ein inneres Lächeln, ein gutes Körpergefühl in Ihrer Vorstellung entstehen. Lassen Sie dieses innere Lächeln Ihr Gewicht, Ihren ganzen Körper erfüllen.
- Schicken Sie nun dieses Lächeln in Ihren Körper, vielleicht an eine schmerzende Stelle. Durchsetzen Sie eine schlechte Stimmung oder eine Überforderung mit einem inneren Lächeln. Der ganze Körper wird von diesem Körperwohlgefühl, diesem Lächeln ergriffen. So gelingt es, dass Wohlbefinden, Zuversicht und Energie sich ausbreiten.
- Unterstützen Sie diesen Vorgang noch durch Ihre Atmung. Atmen Sie alles Belastende mit jedem Atemzug aus, es verfliegt wie eine graue Wolke.
- Atmen Sie mit jedem Einatmen goldgelbe Sonnenenergie und ein Lächeln ein. Mit jedem Atemzug kommt mehr in Ihren Körper herein. Körper, Geist und Seele sind erfüllt von einem „sonnigen Lächeln".
- Dadurch kann sich ein Gefühl von Leichtigkeit und Lebensfreude bei Ihnen einstellen. Aus Belastendem wird ent-

spanntes Wohlbefinden. Genießen Sie diesen Zustand einen Augenblick.
* Kommen Sie nun zurück ins Hier und Jetzt. Bewegen Sie sich leicht, öffnen Sie Ihre Augen. „Ich bin entspannt und unbeschwert".

Seelische Nahrung

Unser Leben besteht nicht allein aus Essen und Trinken. Auch die Seele braucht Unterhalt, Energie, Fürsorge. Der Mensch lebt ja bekanntlich nicht vom Brot allein, auch die Seele verlangt ihre Vitalkost.

Im Seelischen läuft es heute oft ganz ähnlich wie auf der körperlichen Ebene: Wir ernähren uns mit Fast food der Phantasie, der Gefühle und des Lebenssinns. Aber die Seele braucht genauso wie unser Körper Vitamine, z.B. in Form von Liebe, von Zuversicht, von „moments of excellence".

Für viele Menschen ist heute Goethes „Faust" ein Vorbild und zugleich ein Albtraum. Faust, der Studierte, der Wissende, sucht weniger die Sinnlichkeit, die Seele, sondern die Unmittelbarkeit des Geistes. Seine Seele ist von der Fastfood des reinen Wissens ausgemergelt und dadurch krank. Faust schwor Gott ab und vertraute auf die Wissenschaft. „Sein Fastfood-Wissen hat zwar seine Reflexion verfeinert, aber nicht sein Leben. Sein Wissen hinterlässt keine Spur im Leben, es sei denn, jene des Mangels. Faust hat keine Freude. Er zweifelt an allem". (Theo Roos, Neue philosophische Vitamine, Köln 2007, S. 111). Faust hat zwar mit heißem Bemühen studiert, aber er ist so klug wie zuvor, es fehlt ihm der geistig-seelische Kern, z.B. die Freude am Leben und der tiefere Sinn des Lebens jenseits der materialistischen, logischen Faktenwelt. In einem Pakt verkauft er sein Selbst, seine Seele an den Teufel.

Dieses von Goethe entwickelte Lebensbild einer aufgeklärten Zeit passt auch heute noch. Der Blick nach innen fehlt. Die seelischen, emotionalen, geistvollen und spirituellen Kräfte sind durch die Dominanz des Materiell-Faktischen, der äußeren Lebenswelten verkümmert. Dem äußeren Wohlstand steht eine innere Verkümmerung mit all ihren Folgen wie Depression und Sinnlosigkeit entgegen. Wir brauchen Weisheit und Kraft, dies zu ändern (Siehe Zitate).

Weisheit

„Herr,
gib mir die Kraft, zu ändern,
was ich ändern kann,
die Demut, anzunehmen,
was sich nicht ändern lässt,
und die Weisheit,
zwischen beidem zu unterscheiden."
Friedrich Oetinger

„Gönne dich dir selbst.
Ich sage nicht: tu das immer.
Ich sage nicht: tu das oft.
Aber ich sage: tu es immer wieder einmal.
Sei wie für alle anderen auch für dich selbst da."
Bernhard von Clairvaux

9.
Spirituell-religiöse Orientierung

> „Alle spirituellen Methoden und Wege haben
> letztlich den Sinn, uns mit dieser Quelle in unserem
> Innern in Berührung zu bringen. Dabei sind auch
> Gebet und Meditation, Gottvertrauen und Rituale,
> Lesung der Heiligen Schriften und Stille wiederum
> nicht nur Wege zur Quelle. Vielmehr sind sie selbst
> eine Quelle, aus der wir schöpfen können."
>
> **Anselm Grün, Quellen unserer Kraft,**
> **Freiburg 2008, S. 117**

Spiritualität erhält einen größeren Stellenwert. Sie ist eine geistige Kraft und Heilquelle.

Spiritualität kommt von Spiritus = Geist. Spiritualität meint deshalb ein Leben mit dem Geist, aus dem „Heiligen Geist", dem Höheren Selbst.

Viele Menschen sind erschöpft, energielos und ausgebrannt und sehnen sich nach diesen spirituell-religiösen Energiequellen.

Die moderne Zuvielisation mit ihrer pluralistischen Werte- und Zeitgeist-Mentalität, ihrer Eigenbestimmung schließt meist eine religiöse Grunderfahrung aus. Doch das Fundament des Lebens, der zunehmende Verlust natürlich gewachsener Ordnungen und Glaubenssätze erzeugen verstärkt einen Orientierungs-Verlust.

Die rastlose Suche nach Erlebnissen und Stimulation, nach Konsumerfüllung reichen vielen Menschen nicht mehr als Fundament aus. Sie betrachten diesen Lebensstil als „Opium für das Volk." „Eine auf das Leben bezogene Religion wird gerade immer unverzichtbarer. Denn niemand sonst fühlt sich für die großen Lebensfragen noch zuständig." (Joachim Kunstmann, Rückkehr der Religion, Gütersloh 2010, S. 74). Eine religiöse, spirituelle Orientierung für mehr Lebensfreude, Lebensfähigkeit, für mehr Geborgenheit, Zuversicht und inneren Frieden wird angesichts der inneren Leere, der Energielosigkeit und des inneren Zwiespalts des modernen Menschen zu einem persönlichen Stabilitätsfaktor. Diese neue religiöse Fundierung kann als eine Gegenkraft zu den Risiken und Unsicherheiten des modernen Lebens gelten.

9.1 Spiritualität als Sehnsucht unserer Zeit

Immer mehr Menschen suchen eine religiös-spirituelle Orientierung.

> **„Diese Sehnsucht hat ihren Grund in dem Umstand, dass das Leben zunehmend als sinnlos, flach oder hohl wahrgenommen wird."**
>
> **G. Hartlieb, u.a., Spirituell leben, Freiburg 2002, S. 5**

Viele Menschen führen, wie der Theologe und Religionsphilosoph Paul Tillich sagte:

> **„Ein Leben, das vergeht, indem es jeden einzelnen Augenblick mit etwas ausfüllt, das getan, gesagt,**

gesehen oder geplant werden muss…
Aber der Mensch kann nicht erfahren,
was Tiefe ist, ohne stille zu stehen
und sich auf sich selbst zu besinnen."

zit. nach Hartlieb

Deshalb brauchen wir Besinnung, Spiritualität, Religion. Spiritualität meint: sich nicht mit dem Materiellen, mit der Oberflächlichkeit des Zeitgeistes zufriedenzugeben, sondern nach etwas zu suchen, das tiefer ist und über das Machbare hinausgeht.

Die Suche nach einem spirituellen Leben ist heute jedoch schwierig geworden. Die religiöse Landschaft ist nicht mehr so einleuchtend vernehmbar oder ganz im Umbruch. Was ist der wahre Weg zu einem spirituellen Leben?

Für Pierre Stutz ist Religion zu allererst Lebenshilfe. Seine Spiritualität sollte zu mehr Lebendigkeit, zu mehr Halt im konkreten Alltag führen. Da religiöser Glaube Berge versetzt, kann er auch die Basis für Halt und Kraft im Leben sein. Wissenschaftliche Studien belegen den stärkenden, ja heilenden Einfluss von Spiritualität auf die Lebensgestaltung, die Gesundheit.

9.2 Spiritualität und Religion als Lebenskraft

Die religiös-spirituellen Energien sind eine Gegenkraft zu den Risiken, Belastungen und Unsicherheiten des modernen Lebens. Religion kann auch heute der Lebensqualität, der Lebensbewahrung, der Lebensentwicklung eines Einzelnen und der Mitmenschlichkeit dienen.

„Liebe deinen Nächsten wie dich selbst."

Von entscheidender Bedeutung für das Leben ist dabei die eigene Lebenseinstellung, ein persönliches Wertesystem wie Glaube, Hoffnung, Liebe, eine innere Haltung sowie die entsprechende Sicht auf die Welt. Genau das ist aber das Thema der Religion.

Sebastian Kneipp sagte einmal:

> **„Von Zeit zu Zeit muss der Mensch fühlen, dass er von einem unendlich höchsten Wesen abhängig ist."**

Einer der Wüstenväter erkannte bereits im 4. Jahrhundert:

> **„Willst du Gott begegnen,**
> **lerne vorher dich selbst kennen."**

Ohne sich selbst kennenzulernen, gibt es also nach christlicher Weisheit auch keine Begegnung mit Gott.

9.3 Christliche Spiritualität und Lebenskunst

Spiritualität meint diejenige geistig-seelische Praxis des Einübens von Haltungen, z.B. in Form von Entspannung, von Meditation, von Mentaltraining. Christliche Formen der Spiritualität sind ferner das Gebet, Betrachtung von biblischen Texten, das Klosterleben, Exerzitien, Pilgerschaft und Fasten. Hier liegen die Quellen der Selbstheilung. „Durch Fasten erhebt sich der Geist" – steht schon in der Bibel. Innerer Friede gehört zum Wichtigsten für Leben und Gesundheit. Dazu verhilft Spiritualität.

Die christliche Lebenskunst kann dabei helfen, gesund zu bleiben und zu werden, denn zu ihr gehören neben der Aufgeschlossenheit für das Leben auch die Vermeidung von Ohnmachtsgefühlen, die Stärkung des inneren Friedens und der spirituellen Tugenden wie Glaube, Hoffnung, Liebe, wie Lebensfreude.

9.4 Religion und Glaube als Heilkräfte

Bereits 1994 wies der amerikanische Wissenschaftler Jeffrey S. Levin nach:

> **„Schon der bloße Glaube, dass die Religion oder Gott heilkräftig seien, bringt vermutlich positive gesundheitliche Effekte hervor."**

Das deckt sich mit den Aussagen bzw. Versprechungen der Bibel, in der den Gläubigen Gesundheit und Heilung versprochen wird. Die Beispiele sind zahlreich. In Markus 5, 25-34 und in Lukas 8, 43-48 wird von einer Frau berichtet, die 12 Jahre sehr krank war und von Jesus geheilt wurde, indem er sagte: „Meine Tochter, dein Glaube hat dir geholfen. Gehe hin in Frieden." Ähnlich in Lukas 17, 12-19, wo von der Heilung eines Aussätzigen berichtet wird, die Jesus mit der Bemerkung veranlasste: „Stehe auf, gehe hin, dein Glaube hat dir geholfen."

Studien zeigen, dass Patienten, die nicht glauben, dass Gott sie liebt, ihre Immun- und Gesundheitskraft schnell verlieren. Wenn sie glauben, dass Gott sie liebt, bietet das enormen Schutz, einen noch stärkeren Schutz als ein starker Optimismus.

Der Glaube an einen wohlwollenden Gott stärkt Gesundheit und Gesundwerden.

Ein kleines Gebet hilft bei negativen Emotionen

Eine Studie der amerikanischen Ohio State University kam zu dem Ergebnis: „Beten scheint tatsächlich gegen Ärger und Wut zu wirken. Die Teilnehmer der Studie wurden aufgefordert, trotz eigener Belastungen für andere zu beten, nicht bloß an diese zu denken. Die Worte von Jesus: „Betet für die, die euch verfolgen," könnten deshalb ein guter Rat sein. Der Neurowissenschaftler Dawson Church (Die neue Medizin des Bewusstseins, Kirchzarten 2008, S. 19) sagte:

> „Die Elemente unseres Bewusstseins – wie etwa Überzeugungen, Gebete, Gedanken, Absichten und unser Glaube – korrelieren viel stärker mit unserer Gesundheit, unserer Lebenserwartung und unserem Glücksempfinden als unsere Gene."

Untersuchungen zeigen, dass engagiert gelebte Spiritualität und ein ebensolcher Glaube unserem Leben viele Jahre hinzufügen können, unabhängig von unserem Genmix.

9.5 Das christliche Kraftdreieck

„Glaube, Hoffnung, Liebe", so beschreibt Paulus (1. Kor. 13,13) die Umschreibung des Christlichen. Sie stellen ein Kraftdreieck für das Menschsein, für die persönliche Stabilität und Lebensweise dar.

Der berühmte Tiefenpsychologe C.G. Jung hat seine lebenslange Tätigkeit als Therapeut so zusammengefasst: „Unter allen meinen Patienten jenseits der Lebensmitte ist nicht ein einziger, dessen endgültiges Problem nicht das der religiösen Einstellung wäre. Jeder krankt in letzter Linie daran, dass er das verloren hat, was lebendige Religionen ihren Gläubigen zu allen Zeiten gegeben haben. Und keiner ist wirklich geheilt, der seine religiöse Einstellung nicht wieder erreicht – was mit Konfessionen oder Zugehörigkeit zu einer Kirche natürlich nichts zu tun hat. In den Kernlehren der großen Religionen werden wir zu Recht auf die Heilkraft von Glaube, Hoffnung und Liebe hingewiesen. Sie sind nicht nur eine religiöse Maxime, sondern auch eine wichtige Lebensregel für Selbstheilung, Wohlbefinden und Gesundheit.

Aus vielerlei Quellen schöpfen wir Kraft. Ein naher Mensch oder eine intakte Familie, ein gesunder Lebensstil oder eine erfüllende Aufgabe können starke Energiespender sein. Und doch: Alle Sinnentwürfe zerbrechen an der Endlichkeit. Gesundheit vergeht, Aufgaben sind irgendwann erledigt, Beziehungen zerbrechen, nahe Menschen verlieren wir, alles unterliegt der Endlichkeit. Es drängt sich deshalb die Frage nach dem auf, was bleibt. Spiritualität und Religion können aber den Weg zum Leben auch über das irdische Leben hinaus zeigen.

Zusammenfassend lässt sich mit Lissa Rankin (in „Happinez", März 2015), die in einer kritischen Lebenssituation einen „inneren Leitstrahl" verspürte, sagen:

> „Wir alle tragen ihn in uns, ob wir ihn nun Höheres Selbst oder Seele nennen. Es ist dieses zu 100 Prozent authentische, nie verlöschende, immer strahlende, wenn auch manchmal gedämpfte Licht, das uns den Weg zurück zu Ganzheit, Glück und Gesundheit weist."

Selbstheilung erfolgt von innen.

> „Anstatt unsere Umgebung zu beeinflussen, konzentrieren wir uns darauf, unsere innere Welt, Körper und Geist, zu steuern und zu kontrollieren, d.h. unsere Einstellung, unsere Gedanken, Gefühle, Eindrücke, unsere biochemischen Körperfunktionen. Wenn wir an unserer inneren Welt arbeiten, können wir bewusst wählen, wie unser Körper, wie unser Geist arbeiten sollen."
> Elliott S. Dacher, Ein Kurs in Selbstheilen, Freiburg 1997, S. 87

Medizin für die Seele
Lebens- und Seelenkräfte im Alltag mobilisieren
Prof. Franz Decker

Paperback, 224 Seiten, 32 Grafiken, ISBN 978-3-86616-115-3

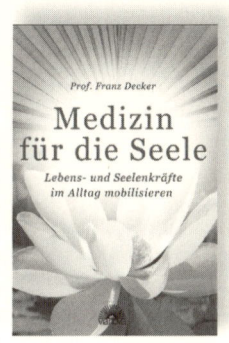

Für viele Menschen ist es heute sehr schwierig, den Herausforderungen des Alltags in unserer komplexen, schnelllebigen Welt gerecht zu werden, das eigene Leben selbstverantwortlich zu gestalten und sinnvoll und erfüllt zu leben. Prof. Franz Decker zeigt in seinem Buch diese Probleme auf, aber auch Möglichkeiten, die „Überlebenskräfte", die unerschöpflichen Kraftquellen der Seele und des Geistes, zu wecken und zu entwickeln, um in seelischem Gleichgewicht, mit Freude, Gelassenheit, Mut und Zuversicht das Leben zu bestehen. Das Buch erwuchs aus eigener Erfahrung und basiert auf den neuesten Erkenntnissen, dass durch eine entsprechende Neuorientierung und Seelenprogrammierung ein erfülltes und ausgeglichenes Leben möglich ist. Beispiele veranschaulichen und überzeugen. Es bietet sehr einprägsam ein Programm zur Förderung der Lebens- und Seelenkräfte im Alltag sowie Übungen zur Entspannung, Besinnung, Meditation, mentalen Lebensänderung und emotionalen Stabilisierung.

Weitergehen – das Leben wartet nicht
Anders denken – anders handeln
Franz Decker

Paperback, 208 Seiten, 10 Grafiken, ISBN 978-3-86616-240-2

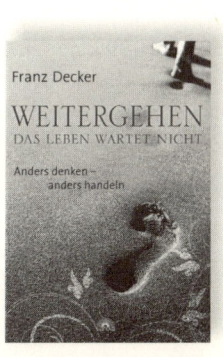

Lebensumstellungen und persönliche Wendepunkte lösen in uns oft Sorgen und Ängste aus, zwingen uns aber auch zum Weitergehen, denn das Leben bleibt nicht stehen. Es bedarf der Kunst des Loslassens für einen Aufbruch in einen neuen Lebensabschnitt. Der Lebens-, Gesundheits- und Mentalberater Franz Decker ermutigt mit vielen Übungen und Tipps aus seiner langjährigen Praxis, einen neuen Lebensabschnitt mit Hoffnung, Orientierung und Tatkraft zu beginnen. Er zeigt, wie wir unsere Umstellungsfähigkeiten verbessern, uns selbst vertieft kennenlernen, neue, bisher verborgene Fähigkeiten entdecken und nutzen können, um ein anderes, sinnvolles Lebenskonzept zu finden. Übungsprogramme fördern Ihre geistig-mentalen und seelischen Kräfte und helfen Ihnen, anders zu denken und zu handeln, weiter zu wachsen und zu reifen.

Die inneren Heilkräfte erwecken
Heilung von • Krankheiten • Beziehungen
• Lebensumständen
Chuck Spezzano

Hardcover, 256 Seiten, ISBN 978-3-86616-259-4

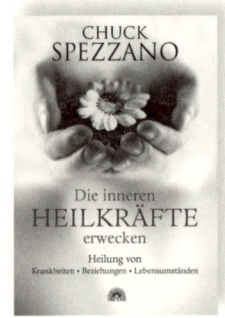

Hinter unseren Krankheiten, Beziehungs- und Lebensproblemen stecken sehr oft unbewusste und
unterbewusste Lebensmuster. Diese in ihrer ganzen
Tiefe zu erkennen und aufzulösen, um ein gesundes
und erfülltes Leben zu führen, dazu lädt das neue
Buch von Chuck Spezzano ein. Das Besondere dieses
neuen Meisterwerkes ist, dass der Leser hier Erkennt-
nisse, Methoden und Techniken findet, die aus Spezzanos unmittelbarer, über
35-jährigen therapeutischen Arbeit stammen. Dieses Buch vermittelt leben-
diges Wissen und vitale Weisheiten mit sehr praxisbezogenen Methoden und
Übungen. Ein heilsamer Ratgeber und weiser Begleiter auf der Reise zu sich
selbst, zu mehr Gesundheit, Zufriedenheit und Lebensfreude.

Das Buch der Selbstheilung
Mit Imagination die inneren Potentiale
stärken und entfalten
Heilsame Übungen für die Reise nach innen
Alexandra Kleeberg

Paperback, 352 Seiten, ISBN 978-3-86616-244-0

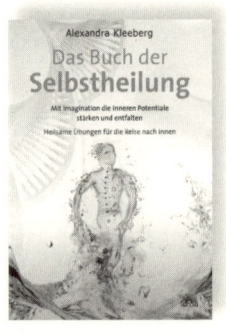

Die Autorin komponiert Selbstheilungstechniken aus
verschiedenen Kulturen und Zeiten in einen für uns
heutige Menschen entwickelten Kanon der Heilung:
Wo die Energie den heilenden Vorstellungen, den inneren Bildern folgt, verwirklicht sich Gesundheit im
Körper. Auf spielerisch leichten und tiefgründig weisen Pfaden werden die Le-
ser/Innen durch das Kraftfeld der Imagination geführt. Sie können eintauchen
in das Meer unendlicher Möglichkeiten und Heilung erlangen. Mit Exkursen in
die Welt der Forschung und der Einbeziehung der Archetypen von C.G. Jung,
mit einer begeisterten Beschreibung der wichtigsten gesundheitsfördernden
Grundeinstellungen, mit bunten Imaginationen und vielen praktischen Übungen
werden Verstand, Seele und Körper ganzheitlich aktiviert, damit sich Selbstheilung vollzieht. Schon beim Lesen kann Heilung beginnen.